LES MALADIES RARES

Yves Gillerot

Les maladies rares

Du diagnostic à la prise en charge

MARDAGA

B-1050 Bruxelles (Belgique)
www.editionsmardaga.com

Illustration de couverture : © iStock

Coordination éditoriale : Stéphanie Dagrain, Astrid Simonis

Dépôt légal : 2019/0024/40
ISBN : 9782804707088

Achevé d'imprimer en août 2019 sur les presses
de l'imprimerie Laballery (France).
N° d'impression : 907607

Sommaire

Avant-propos

*La collection « **Santé en soi** » évolue pour vous aider à devenir un acteur clé de votre santé.*

Le temps est révolu où le patient n'avait que peu de ressources pour appréhender la maladie dont il souffrait. Même si les rapports entre le monde professionnel de la santé et le patient changent, le temps consacré à l'information manque régulièrement. De plus, sous la pression politique et dans un souci d'efficience économique, les institutions de soins développent des alternatives à l'hospitalisation et aux soins classiques. Il devient donc nécessaire pour toute personne d'acquérir plus d'informations pertinentes et d'autonomie face à la maladie.

Depuis sa création, dans chacun de ses ouvrages, la collection «Santé» des éditions Mardaga relève le défi d'apporter, sous une forme très accessible, une information médicale de grande qualité. Elle vise à offrir à tout lecteur des ouvrages qui traitent des questions qui animent aujourd'hui tant la communauté scientifique que la société autour de la santé dans sa définition la plus large.

Le livre que vous vous apprêtez à lire répond à un seul but: vous aider à devenir cet acteur bien informé et incontournable tant de votre santé que de vos soins médicaux. En effet, face à la multitude de sources d'informations consultables sous toutes les formes (réseaux sociaux, blogs, web, podcast, conférences, télévision, magazines), il est difficile de déterminer si les contenus sont fiables, validés par des experts ou douteux. Retrouver son chemin et un esprit critique dans cette infobésité qui nous pousse à appréhender beaucoup de données dans un temps de plus en plus court est parfois bien ardu.

Notre collection se veut être votre fil d'Ariane dans ce labyrinthe de surcharge informationnelle. Vous aider à apprendre et à comprendre tous les éléments utiles, sans pour autant les simplifier à outrance, est notre principale préoccupation.

Dans cet objectif, la collection évolue et évoluera encore avec la volonté d'offrir, si le sujet s'y prête, des approches plus dynamiques telles que des questions-réponses, des entretiens ou encore des controverses, tout en gardant un haut niveau de rigueur académique.

Au nom de toute la maison d'édition, je remercie les auteurs du présent ouvrage d'avoir répondu avec brio à cette approche dynamique de l'entretien avec un expert dans le domaine.

Je vous invite maintenant à lire ce livre, à le faire résonner dans votre quotidien et surtout à bien prendre soin de vous !

Professeur **Frédéric Thys**,
Directeur de la collection

Préface

Depuis quelques années les défis posés par les maladies rares agitent, enfin, les mondes politique, médical et scientifique. Longtemps, cette thématique est restée confinée à quelques spécialistes et, bien sûr, aux patients, en raison d'une part de leur rareté mais aussi de leur réputation de maladies orphelines incurables. À quoi bon dépenser de l'argent et de l'énergie pour quelques patients sans espoir alors que nos sociétés doivent faire face au poids des cancers, des maladies cardio-vasculaires et à l'épidémie de diabète et d'obésité ? Progressivement, ce regard change. Au sein de mon propre hôpital, mes premières interventions en faveur d'une prise en charge des maladies rares ont été écoutées avec – un peu de – politesse et – beaucoup de – détachement, alors qu'aujourd'hui je vois mes collègues se mobiliser et entendre démontrer leur capacité à offrir des soins de qualité à ces patients. Dans ce contexte, diverses voix et sources tentent d'apporter les informations nécessaires au public, aux politiques et aux acteurs de la santé. Des sites Internet comme *Orphanet* constituent des ressources capitales et les associations de patients se sont organisées et se font légitimement entendre. Il existe cependant très peu de publications offrant une vue d'ensemble des défis et problématiques posés par ces maladies rares, et qui concernent les patients, les médecins, les acteurs sociaux et paramédicaux ainsi que les pouvoirs publics.

C'est à cette tâche ardue, mais essentielle, que s'est attaqué le Docteur Yves Gillerot dans le présent ouvrage. Pour y parvenir, Yves Gillerot a utilisé sa grande expérience médicale, mais aussi sa sagesse et son humanisme. Après de nombreuses années de pratique médicale en tant que pédiatre puis généticien, Yves Gillerot utilise le temps libre qui lui confère sa retraite pour porter le message des patients atteints de maladies rares, qu'ils soient en recherche d'un diagnostic, ou d'une prise en charge multidisciplinaire intégrée, humaine et efficace.

Effectivement, les difficultés restent réelles, en dépit d'indéniables progrès récents. Si chaque maladie rare est, par définition, peu répandue, dans leur ensemble ces maladies innombrables touchent un nombre important de nos concitoyens. Il est du devoir de nos sociétés de permettre à chacun de ces patients d'obtenir un diagnostic et une prise en charge experte : nos sociétés informatisées, mondialisées et médicalisées ne peuvent plus laisser ces malades au bord du chemin. Mais, à chaque étape, de nouveaux défis surviennent. Comment financer et stimuler la recherche sur ces pathologies ? Comment faciliter et financer le développement de médicaments « de niche » et/ou pouvoir ensuite en supporter le coût parfois exorbitant (mais combien « vaut » une vie sans séquelle et handicap) ? Comment stimuler le regroupement des patients dans des centres d'expertise et le travail en réseau de nos hôpitaux alors que le financement « à l'acte » des soins de santé en Belgique place systématiquement et délibérément ces hôpitaux dans une situation de concurrence ? Comment éviter des inégalités de prise en charge des patients entre institutions de soins, entre régions de notre pays, ou entre pays limitrophes au sein de la Communauté européenne ?

L'ouvrage d'Yves Gillerot n'a pas la prétention de répondre à toutes ces questions, mais vise d'une part à donner des éléments pour nourrir la réflexion et d'autre part émet un certain nombre de recommandations pour améliorer le devenir des très nombreux patients concernés. À l'heure où j'écris ces lignes, nos politiciens débattent de la formation de nos gouvernements. Après une législature marquée par une grande inactivité des politiques fédéraux, francophones et wallons dans ce dossier, j'espère que le livre d'Yves Gillerot sera lu par de nombreux lecteurs et que nos futurs ministres de la santé et leurs conseillers en feront partie.

Vincent Bours
Professeur à l'Université de Liège
Responsable du Centre de Génétique du CHU de Liège
Vice-Président du Fonds Maladies Rares et Médicaments Orphelins

Introduction

Innombrables, énigmatiques, intraitables, paradoxales, mythiques… mais que sont-elles donc, ces maladies rares ? Un nouveau continent ?

Depuis deux à trois décennies à peine, il est fréquemment question de maladies rares, souvent assimilées, à tort ou à raison, aux maladies dites « orphelines ». Ces maladies, outre que leur nombre a explosé, se sont aussi imposées au point de devenir, en 2018, un véritable problème de santé publique.

Dans le présent essai, nous nous proposons de faire le point sur l'état actuel de la question et d'essayer d'expliquer les raisons de cet intérêt presque planétaire pour ces maladies ignorées jusqu'à il y a peu.

L'auteur de cet essai a toujours été très interpellé par les différents aspects de la prévention en médecine, que ce soit en Afrique centrale, aux Pays-Bas où, au cours de sa spécialisation en pédiatrie à l'université de Leiden, il a appris ce qu'était la mobilisation citoyenne à l'égard des plus démunis que sont les personnes intellectuellement retardées, ou encore en Belgique, dans la région de Charleroi où, pendant sa formation en génétique médicale, il a eu l'occasion d'appréhender les inégalités parfois très marquées existant entre les personnes par rapport à la santé, qu'elle soit physique ou mentale.

En tant que pédiatre d'abord puis comme généticien, il fut rapidement confronté aux maladies rares dont la plupart ont, comme on le découvrira, une base génétique, qu'elle soit héréditaire ou accidentelle. L'impact considérable de ces maladies sur les plans médicaux, mais aussi humains et psychosociaux, l'a toujours impressionné.

Actuellement, après 30 années de génétique clinique, il exerce la fonction de conseiller auprès d'associations belges dites « coupoles » ou encore « faîtières » de patients atteints de maladies rares.

Il faut souligner, dès à présent, que les problèmes liés à ces maladies sont à ce point nombreux, complexes, délicats voire dramatiques, qu'il ne saurait être question de les appréhender et de bien les cerner sans une étroite collaboration entre l'ensemble des parties concernées et sans une stratégie bien rodée à tous les niveaux, qu'elle soit individuelle, familiale, régionale, nationale ou internationale.

Le développement d'une telle stratégie constituera la clé de voûte de cet ouvrage qui n'aura certes pas la prétention de réinventer la roue, tant le travail accompli jusqu'à ce jour en Europe – et notamment en France – fut à ce point remarquable que sa seule prétention sera de revoir et d'analyser, étape après étape, le long chemin parcouru avec ses succès, ses failles, ses échecs, ses leçons, ses attentes… et d'en faire un premier bilan tout en réalisant, dès à présent, que la route sera encore très longue pour autant qu'un jour elle puisse arriver à son terme !

1

Généralités

1. QUELQUES DÉFINITIONS

1.1. Qu'entend-on par maladie rare ?

Il s'agit de maladies dont la prévalence, c'est-à-dire le nombre de cas observés au sein d'une population donnée, est faible. Comme il s'agit d'un critère assez vague, l'on s'est efforcé de le chiffrer. En Europe, il existe un consensus fixant cette prévalence au seuil de 1/2000 en dessous duquel la maladie est considérée comme rare. Aux États-Unis, ce seuil est fixé à 1/1500 et au Japon à 1/2500… On parle aussi de maladies modérément rares, ultra-rares, extrêmement rares… À titre d'exemple, nous avons connu le cas d'un jeune patient belge atteint d'une maladie osseuse qui, après des recherches approfondies, s'est avéré être le seul à en être affecté dans notre pays… La maladie probablement la plus rare jamais observée dans le monde semble bien être une maladie métabolique due à un déficit en ribose-5-phosphate[1]. Elle rentre dans le très vaste groupe des maladies rares pour la plupart dénommées « erreurs innées du métabolisme » ; elle est caractérisée par un retard mental, de l'épilepsie et par le développement progressif d'une infirmité motrice cérébrale.

Huit mille de ces maladies sont actuellement répertoriées dans la base de données Orphanet[2] dont il sera abondamment question plus loin. De nouvelles maladies s'ajoutent chaque mois à la liste, mais il faut s'attendre à ce que ce « boom » de « nouvelles » maladies atteigne progressivement un plateau, ce qui semble d'ailleurs se profiler à l'horizon.

1.2. Maladies rares et maladies orphelines sont-elles synonymes ?

Une maladie orpheline était considérée initialement comme une maladie pour laquelle il n'existait pas ou pas encore de traitement spécifique ou causal. Bien que nous connaissions des maladies orphelines qui sont loin d'être rares (par exemple, la maladie d'Alzheimer) et des maladies rares que l'on peut actuellement traiter, ces deux concepts sont proches et de plus en plus assimilés. Le site Orphanet, dont la dénomination dérive de l'anglais *orphan* (« orphelin »), est dédié aux maladies rares. De plus, comme nous le verrons, de nombreux patients atteints de maladie rare nous disent combien ils ont souvent l'impression d'être seuls et abandonnés, orphelins de traitement, mais aussi de contacts sociaux voire de médecins… d'où cette assimilation de nature symbolique entre rare et orphelin.

2. HISTORIQUE DES MALADIES RARES

Les maladies rares sont-elles des pathologies émergentes ou existent-elles « depuis toujours » ? Cette question assez particulière vaut certes la peine d'être posée tant on en parle, et de plus en plus, depuis à peine deux à trois décennies dans le monde scientifique, sous la forme de congrès, de séminaires, de publications, de thèses, de mémoires, de livres… mais aussi dans le monde des affaires et de l'industrie, de même que dans les médias et dans le grand public alors que, jusqu'à récemment, il ne s'agissait là que d'un sujet assez anecdotique à peine évoqué dans les facultés de médecine, d'où la question pendante : et avant qu'en était-il ?

En fait, tout porte à croire qu'elles sont là depuis toujours et qu'elles existent depuis l'apparition de l'homme sur terre, toutes choses étant à peu près égales entre « maintenant et alors » en termes d'évolution, d'adaptation au milieu et à l'environnement, d'essais et d'erreurs, de mutations nouvelles ou transmises.

Toutefois, au fil des millénaires, et bien plus qu'aujourd'hui, ce sont davantage les manifestations extrêmes et visibles de ces pathologies qui ont frappé l'imagination de nos ancêtres. Tel est, entre autres, le cas des malformations congénitales visibles à la naissance, rares pour la plupart, qui ont toujours eu mauvaise réputation. Il était en effet courant que la naissance d'un enfant porteur d'anomalies congénitales constitue un véritable arrêt de mort pour l'enfant, mais aussi… pour la mère en guise de châtiment pour la faute qui, forcément, avait été commise pendant la grossesse ou encore pour empêcher la malédiction céleste qu'un tel évènement risquait d'attirer sur la cité.

Gould et Pyle[3], dans leur ouvrage *Anomalies and Curiosities in Medicine*, relèvent que les anciens Chaldéens avaient en quelque sorte planifié et codifié la punition à prévoir en fonction du type de malformation observée. C'est ainsi que, dans la microtie droite (oreille peu développée), la maison où avait eu lieu la naissance devait être détruite. Dans le cas d'une atrésie de l'anus (anus absent ou imperforé), il fallait s'attendre à une famine tandis qu'en présence d'une ambiguïté sexuelle chez un nouveau-né, le prix à payer pour le maître de maison n'était autre que le fruit de sa récolte…

À cet égard, il convient de souligner que de tels exemples, même s'ils étonnent ou font sourire, ont probablement laissé des traces dans l'imaginaire collectif quand nous entendons des patients désolés de n'être ni entendus ni reconnus dire: «Comme je n'ai rien extérieurement, on me dit que je n'ai rien» ou encore: «Il faudrait que je n'aie plus ni bras ni jambes pour que l'on me reconnaisse enfin…»

De même et de nos jours encore, il arrive que la présence d'une maladie rare chez une personne isolée, au sein d'une fratrie ou dans une famille puisse engendrer un malaise voire une certaine méfiance avec des réactions protectionnistes comme «ça ne vient pas de chez nous, mais de l'autre famille…» Jusqu'au milieu du vingtième siècle, des termes très péjoratifs comme tares et tarés étaient encore utilisés même par les généticiens à l'égard de «ces gens-là»; c'est l'un des immenses mérites de la science et de la recherche d'avoir définitivement dédramatisé cette situation autant inconfortable et anxiogène qu'injuste pour les patients concernés et leurs familles, en clarifiant les causes de ces maladies et en les « dédiabolisant ».

3. ÉPIDÉMIOLOGIE DES MALADIES RARES

3.1. Rappel

L'épidémiologie est cette branche de la médecine qui se penche « d'en haut » ou encore de façon macroscopique sur les problèmes de santé survenant au sein des différentes populations humaines, ce qui comprend leurs modes d'apparition, leurs manifestations cliniques, leur chronologie, etc., avec, bien entendu et *in fine*, la recherche de leurs causes.

La santé publique et la prévention font partie de ses attributions. Des termes comme prévalence, incidence, taux de prévalence et d'incidence, cohortes, clusters... appartiennent à son vocabulaire. La statistique y est omniprésente. Elle est parfois considérée, mais à tort évidemment, comme le parent pauvre de la médecine. Moins impressionnante et médiatique certes que la médecine curative et ses prouesses spectaculaires, on lui doit cependant de grandes et impressionnantes victoires. À titre d'exemple, c'est grâce à elle que le facteur responsable de la naissance de milliers d'enfants atteints de phocomélies, à savoir la thalidomide ou Softénon®[4] a pu être formellement démontré et qu'une relation certaine entre le tabac et le cancer du poumon a pu être établie. Dans un autre domaine appartenant à l'histoire, elle a montré que l'épidémie dite de grippe espagnole survenue en 1918 avait fait beaucoup plus (dix fois plus ?) de victimes que celles de la Première Guerre mondiale[5] avec les conséquences salutaires qui en découlèrent ensuite comme la recherche du virus responsable et, plus tard, les vaccinations de masse.

3.2. Les enjeux

Ceux-ci sont capitaux, car si l'on veut adopter à l'encontre de ces maladies rares une stratégie visant sinon à les éradiquer, ce qui est un leurre, au moins à en prévenir certaines et à en traiter d'autres, il est indispensable de bien connaître, pour le dire en termes militaires, toutes les facettes de l'ennemi en présence et les différents aspects de sa force de frappe; seules des bases épidémiologiques solides permettront de le contrer efficacement. Il faut le dire d'entrée de jeu, cette mission est difficile. Est-elle impossible?

Au vu de la situation actuelle, la réponse à cette question n'est pas évidente et il faudra, pour le moins, franchir quelques obstacles et compter sur la collaboration sans failles de tous les acteurs concernés faisant fi des susceptibilités, des ego… et des frontières, seraient-elles linguistiques. Un de ces obstacles est celui de la confidentialité et du respect de la vie privée qui, bien que louables dans un pays démocratique, sont susceptibles de contrecarrer la complétude des données épidémiologiques.

À ce sujet cependant, il convient de signaler qu'eu égard à l'importance de cette question en santé publique, à savoir celle de disposer de données fiables et complètes, il n'est pas nécessaire d'obtenir le consentement des patients pour les intégrer dans un registre des maladies rares pour autant qu'elles soient anonymisées: voir l'autorisation délivrée lors de la délibération n° CSSSS/13/224 du 22/10/2013 et n° CSSSS/15/107 du 16/06/2015 du Comité sectoriel de la Sécurité sociale et de la Santé[6].

3.3. Situation actuelle

Officiellement, et pour rappel, il est donc stipulé qu'une maladie est déclarée rare quand elle affecte moins d'une personne sur deux mille au sein de la population générale. Au Japon et aux États-Unis, ces «normes» diffèrent quelque peu: 1/2500 pour le premier et 1/1500 pour les seconds.

Il n'est pas aisé de retrouver les travaux épidémiologiques ayant mené à ces valeurs faisant que «classiquement», l'on considère que 30 millions d'Européens, 3 millions de Français et 700 000 Belges sont dits porteurs de maladies rares, ou encore qu'une personne sur 2000 et que 5 à 7 % de la population générale en sont atteints.

Pour l'ensemble de la planète, il serait question de 300 millions de personnes affectées. À ceux qui s'étonnent et doutent de ces chiffres vraiment très élevés, il est rétorqué qu'en fait, ils se rapportent à l'ensemble des personnes concernées par ces maladies : les parents, les enfants, les frères et sœurs, les amis, les aidants proches.

C'est possible, mais peu étayé dans la littérature et si tel était le cas, l'on pourrait se demander si ces chiffres ne devraient pas être encore plus élevés.

3.4. Le futur

Dans les conditions décrites, comment espérer affiner l'épidémiologie des maladies rares, condition *sine qua non* visant à adapter efficacement une politique de soins de santé aux besoins réels des patients ?

3.4.1. Registre national

De ce point de vue, la création d'un Registre national et central des maladies rares serait un outil indispensable, car il permettrait de disposer avec précision du nombre de patients atteints et des causes de leurs maladies. En effet, et comme le souligne très justement une des nombreuses recommandations du Plan belge pour les maladies rares[7] : « L'un des principaux problèmes qui se pose dans la planification des soins de santé et de la prise en charge sociale des patients souffrant de maladies rares est que la charge de ces maladies est invisible pour les régimes d'assurance-maladie, en raison d'une classification erronée, de l'absence d'une codification idoine… » et, ajouterions-nous, d'une évaluation hasardeuse et non documentée du nombre exact des patients atteints !

Force est de constater que depuis ces très louables recommandations remontant à 2010 et revues en 2014[8], la situation n'a que peu évolué sinon en termes d'intentions ; en effet, « action 16 : le Registre sera géré par l'Institut de Santé publique (ISP) et collectera un ensemble limité de données de patients symptomatiques souffrant d'une maladie rare». Après un projet pilote dans deux des huit centres agréés de génétique du pays, le Registre central a également été étendu aux six autres centres de génétique humaine. Il sera important de prendre connaissance des données qui seront recueillies de la sorte et de les suivre dans le temps, année après année.

Une réserve est à émettre cependant, car ces données en provenance des centres de génétique seront forcément incomplètes, vu qu'elles ne concerneront que les maladies et syndromes rares d'origine génétique, ne tenant pas compte des autres qui, classiquement, représentent au moins 20 % de l'ensemble des maladies rares. Bref, la route vers l'exhaustivité est encore longue... Ce problème n'est toutefois pas confiné à notre pays, il est international.

3.4.2. Des approches alternatives existent-elles ?

Sans attendre les données fournies par un futur registre national, des initiatives particulières concernant des groupes spécifiques de maladies rares ont été prises, dont certaines depuis longtemps déjà. C'est ainsi qu'en Belgique, l'on compte une vingtaine de ces registres plus «privés» comme celui de la mucoviscidose, du déficit en alpha-1-antitrypsine, des maladies neuromusculaires, de la polypose colique familiale...

Une autre source très précieuse de renseignements est fournie par le registre européen EUROCAT[9], dédié aux malformations congénitales et à leur enregistrement qui, comme on le sait, sont pour la très grande majorité constituées de pathologies rares et même parfois très rares. Ce registre a deux ancrages belges, l'un situé à Charleroi pour les provinces du Hainaut et de Namur, tandis que l'autre situé à Anvers «surveille» la province homonyme.

Malheureusement, malgré l'intérêt indéniable de ces registres accessoires au regard de la santé publique et de l'épidémiologie, une information précise portant sur l'ensemble des patients atteints de maladies rares et plus particulièrement sur les patients isolés fait défaut. Une conséquence de cette situation est que ces derniers souvent atteints de maladies très rares ont l'impression d'être laissés pour compte à l'opposé des groupes mieux représentés comme celui des « maladies rares plus fréquentes » et, bien entendu, celui des maladies chroniques usuelles qui sont dotées de fortes capacités de lobbying. Cette situation engendre chez ces patients isolés un sentiment d'injustice et d'une gestion inéquitable de leur problématique.

En bref, un registre central prenant en compte l'ensemble des patients atteints de maladie rare reste encore aujourd'hui une tâche difficile, voire impossible à assurer, mais il est probable que, dans les années à venir, l'informatisation toujours plus poussée et contraignante des données médicales en provenance des hôpitaux, des médecins généralistes, des maisons médicales, des centres d'expertise, des centres de génétique, etc. permettra d'avoir des informations épidémiologiques plus précises.

Les exemples suivants illustrent bien les difficultés liées à l'épidémiologie des maladies rares :

- À plusieurs reprises, nous avons été interpellés à propos du caractère rare ou non de la maladie de Verneuil, affection dermatologique très pénible encore appelée hidrosadénite suppurée, acné inversée, acné ectopique, pyodermia fulgurans significa… ce qui, soit dit en passant, pose la question de savoir si l'on parle bien de la même maladie en présence de ces multiples vocables dont certains remontent à des temps anciens et/ou varient d'un pays à l'autre…
  À propos de la maladie de Verneuil, elle n'est pas considérée comme rare et, de ce fait, non reprise dans la base de données Orphanet qui évalue sa prévalence comprise entre 0.3 et… 4 %. La prévalence généralement citée de cette maladie est de l'ordre de 1 %, ce qui signifierait qu'environ 110 000 Belges et 670 000 Français en seraient atteints ! Par ailleurs, en 2001, Janssen *et al.*[10] évoquent, quant à eux, une prévalence comprise entre 1/100 et 1/600 tandis que Cosmatos *et al.*[11], au terme d'une étude menée de façon très rigoureuse en 2013 aux États-Unis, citent une prévalence de 0,053 % ce qui ne représenterait « plus que » 5830 malades pour la Belgique. De telles discor-

dances confirment bien la difficulté de mener jusqu'à présent des études épidémiologiques fiables dans les maladies rares.

- Si ceci est vrai pour une maladie en particulier, que penser alors de l'ensemble des 8000 maladies rares connues à ce jour et de leur prévalence globale qui serait comprise entre 5 et 7 % de la population générale? Il n'existe que très peu d'études sur cette question sinon celle, en 2014, du Registre régional de Vénétie (Padoue, Italie) qui, au terme d'une étude rigoureuse, évalue ce taux global à moins de 1 % de la population générale[12].

4. RAISONS DE L'INTÉRÊT ACTUEL POUR LES MALADIES RARES

Ces maladies étant bien entendu aussi « anciennes » que les autres plus courantes, l'on est en droit de se demander pourquoi l'intérêt grandissant à leur endroit est aussi récent. En fait, nous pensons qu'au moins quatre raisons pourraient être évoquées.

4.1. Raisons historiques

Une façon peut-être un peu simpliste de voir les choses serait de penser que les « grandes victoires de la médecine » préventive (vaccinations…) ou curative (les antibiotiques dans les maladies infectieuses…) auraient permis aux maladies moins fréquentes d'émerger et de sortir de l'oubli, d'avoir davantage voix au chapitre, d'attirer l'attention du monde biomédical sur leur importance numérique, mais aussi sur le fardeau considérable qu'elles représentent sur le plan de la souffrance qu'elles engendrent et sur l'impact économique majeur qu'elles représentent. Une autre interprétation serait de considérer qu'elles constitueraient l'un des derniers « bastions » peu explorés et résistants des pathologies humaines.

4.2. L'apport de la génétique médicale

La grande majorité (80 %) de ces maladies étant de nature génétique, il est évident que les progrès spectaculaires de la génétique clinique couplés à ceux de la cytogénétique, à savoir l'analyse des chromosomes sous toutes ses facettes, et surtout ceux de la biologie moléculaire ont très fortement contribué à sortir une partie des maladies rares de l'ombre, le tout dans un laps de temps particulièrement court.

Il convient en effet de rappeler que la démonstration par Lejeune et collaborateurs de la présence d'un chromosome 21 surnuméraire dans le syndrome de Down ne date « que » de 1959. Ensuite, l'âge d'or de la cytogénétique (de 1960 à 1990) a permis d'affiner l'analyse des chromosomes qui représentent, comme on le sait, le substratum visible de l'hérédité dans des limites remarquables jusqu'au seuil du gène. Enfin l'émergence, dès les années 70, de la biologie moléculaire fut à l'origine d'un engouement inimaginable quasiment mondial de sorte qu'en l'an 2000 déjà, et devançant les prévisions les plus optimistes, le génome humain était entièrement décodé et c'est à James Watson, le « découvreur » avec Crick (et Rosaline Franklin !) de la structure de l'ADN en 1952, que revint l'honneur en 2007 d'avoir son génome complètement décrypté et publié sur Internet.

Mais comme le font justement remarquer Matthijs et Vermeesch[13], la lecture et la compréhension du génome sont deux choses bien différentes. Ce n'est effectivement pas tout de localiser les gènes sur le génome, d'y mettre en évidence des altérations ou des changements que l'on appelle des mutations ; il faut encore en comprendre la signification ! À cet égard, il s'est rapidement avéré que les maladies rares constituaient un matériel particulièrement précieux et utile en médecine. De plus, la biologie moléculaire et la clinique y sont mutuellement contributives.

En effet, la biologie moléculaire permet de localiser sur le génome le gène de la maladie dite d'intérêt, ce qui est déjà une fameuse prouesse mais aussi, grâce aux techniques de séquençage, d'y mettre en évidence le changement moléculaire (ou mutation) responsable de la maladie en question. À noter que le séquençage consiste à explorer l'ordre d'enchaînement des paires de base – les marches du fameux escalier en colimaçon – soit sur un fragment d'ADN soit sur l'ensemble du génome, lequel est constitué de 3 milliards de paires de base !

Grâce à la clinique et aux symptômes observés dans ladite maladie, il est alors possible d'établir une relation entre les anomalies observées au niveau du gène et celles de la maladie ; c'est ce qu'on appelle la corrélation génotype-phénotype. Inversement, il est également possible d'après les symptômes observés de déduire à quoi « sert » le gène dans des conditions normales, en l'absence de la mutation délétère.

Une formule lapidaire pourrait être : la mutation, indicatrice de la norme. Rien ne vaut un exemple pour illustrer ce concept[14].

Le syndrome d'Axenfeld-Rieger (Orphanet n° 782), maladie autosomique dominante très rare dont la prévalence est estimée à 1/200 000, associe des anomalies de l'œil (iris, cornée et chambre antérieure) à des anomalies dentaires et à un excès de peau autour de l'ombilic. Une légère dysmorphie cranio-faciale y est également relatée. Ce syndrome est dû à des mutations survenant dans le gène dit de développement PITX2 localisé sur les bras longs d'un chromosome 4, en 4q25, plus précisément. De ces anomalies engendrées par une mutation survenue dans ce gène, on peut en inférer que, dans des conditions normales, il a une fonction morphogénétique utile, c'est-à-dire dans la formation d'une partie de l'œil, des dents, du visage et de la peau.

L'on s'en doute, ces recherches remarquables sont porteuses d'espoir et pourraient aboutir à des thérapies innovantes, ce qui a fait dire que les maladies rares pourraient être à l'aune d'un nouvel Eldorado pour les firmes pharmaceutiques…

4.3. Internet

La contribution d'Internet est également majeure dans cette évolution ; elle est même déterminante. Internet est la voie royale pour le chercheur qui d'un « clic » a le monde de la recherche à portée de main. Il a même, depuis 2007, mis le génome de James Watson à sa disposition… Voie royale aussi pour les patients atteints de maladies rares qui, du coup, se sentent moins seuls, peuvent se renseigner sur la nature de leur maladie rare, les symptômes qui en découlent, leur histoire naturelle, sans compter tous les « trucs et astuces » que les patients s'échangent entre eux au sein de leurs associations et qu'ils sont parfois les seuls à connaître. Il n'est plus question de se passer des réseaux sociaux, quitte à parfois en abuser… Le service français « Maladies Rares Info Services »[15] parle dans son rapport annuel 2017 d'une « révolution du réseau social patients-maladies rares », que ce soit via Facebook®, Twitter® et les forums. À propos de ces derniers, ce service signale que les demandes d'inscription ont plus que triplé au cours des quatre dernières années avec une attention toute particulière pour les anomalies rares du développement et pour la déficience intellectuelle, de même que pour le fameux groupe des patients « sans diagnostic ».

4.4. Un nouveau paradigme en médecine, le patient empowerment

Ce concept de *patient empowerment* est né aux États-Unis et il s'est précisément développé dans le contexte des maladies rares. Sa définition telle que proposée par la Banque mondiale[16] est la suivante : « Il s'agit de ce processus qui favorise chez des personnes ou des groupes de personnes cette capacité à opérer des choix, de s'y tenir et de faire en sorte qu'ils aboutissent à des résultats et à des avantages pour ceux qui ont fait ce choix. Au cours de ce processus, les personnes concernées veilleront aussi à améliorer l'efficacité et l'équité du contexte organisationnel et institutionnel qui régit le bon usage et le devenir de ces avantages. »

Plus simplement, l'on pourrait aussi dire que, dans le cas des maladies rares, les patients et leurs familles étant souvent les seuls véritables experts de leurs maladies, ils décident de prendre leur destin en main, de faire entendre leurs voix et de faire valoir leurs droits tout en participant activement à des recherches concernant leurs maladies. Toute la question est évidemment de rester positifs et de ne pas uniquement «donner» dans la protestation et dans la revendication...

En fait, ce concept a vu le jour il y a plusieurs décennies déjà, lorsque l'agence américaine du médicament (FDA) décide en 1980, pour diverses raisons, de retirer certains médicaments du marché, provoquant ainsi une vague de protestations ainsi qu'une mobilisation de patients pour lesquels ces médicaments sont indispensables, voire vitaux! C'est tout le sens du combat de madame Abbey Meyers, mère d'un enfant atteint d'une maladie rare. Son action déterminée et même acharnée dura trois années au terme desquelles elle obtint la promulgation de l'*Orphan Drug Act* (ODA) qui, dans des conditions très strictes, accorde le statut d'orphelin à certains médicaments qui avaient été retirés du marché par la FDA. C'est une des premières manifestations officielles et tangibles de ce que représente concrètement l'*empowerment*; elle fut suivie par bien d'autres initiatives de cet ordre. C'est ce qui a fait dire à Abbey Meyers, interviewée par EURORDIS en 2008: «L'ODA a signifié la vie plutôt que la mort pour beaucoup de gens.»

Si l'on évoque, à ce sujet, l'idée d'un nouveau paradigme en médecine, c'est parce que l'*empowerment* aurait tendance à désacraliser le pouvoir médical: on est en effet bien loin ici du concept du «bon docteur» qui savait tout et qui avait tendance à se retirer dans sa tour d'ivoire. De plus, grâce ce concept de «patient-expert», il existe un réel échange de savoir entre le patient et son médecin qui, lui, joue le jeu. Fameuse évolution...

5. MALADIES RARES & MALADIES CHRONIQUES: MÊME COMBAT?

Les maladies rares doivent-elles être appréhendées de la même façon que les maladies chroniques courantes? Débat difficile et nuancé, d'autant plus que toutes les maladies rares sont chroniques et qu'ensemble, ces deux groupes représentent une fraction considérable, et apparemment en constante augmentation, du budget de la Sécurité sociale. Cette situation rend ce groupe « chronique-rare » pesant, non seulement en termes économiques mais aussi humains. Il est, sinon mal considéré, souvent mal compris. Il est source de lassitude voire d'irritation et de jugements de valeur de la part de certains et de frustrations voire de colère de la part de ceux qui sont de l'autre côté de la barrière.

Au nom de l'égalité et du pourquoi le terme de mutualité a jadis vu le jour, il n'y a aucun doute ; ces deux catégories de patients devraient être mises sur le même pied que toutes les autres ! En pratique cependant, et au sein même de ce groupe chroniques-rares, des risques de disparités et de manque d'équité qui avantageraient le groupe des maladies chroniques courantes existent indéniablement même si, sur papier, il n'en est pas ainsi.

En effet, les maladies chroniques courantes sont bien connues de toutes et de tous, des médecins en particulier dont elles constituent le quotidien, ainsi que du grand public. Elles sont bien cadrées et bien circonscrites ; elles touchent un grand nombre de personnes qui ont tendance à se regrouper en associations, ligues, etc., et qui, si nécessaire, font entendre leurs voix à propos de l'une ou l'autre revendication dans le cadre de ce que l'on appelle le *lobbying*, la force politique du lobby étant proportionnelle au nombre de personnes qui en font partie, au dynamisme de ses dirigeants et éventuellement au charisme ou à la célébrité d'un de ses adeptes, disposant ainsi de moyens divers, de sensibilisation par les médias, de publicité et de ressources financières.

À l'opposé, les maladies rares sortent à peine de l'ombre, elles ne sont pas encore très connues, et ce, même des médecins ; elles ne font pas l'objet d'un enseignement spécifique dans les facultés de médecine alors qu'elles sont très nombreuses (8 000) et ce malgré leur poids grandissant en santé publique. Si les patients atteints sont forcément aussi très nombreux, leurs associations, quand elles existent, sont souvent réduites à des groupuscules de personnes fatiguées et découragées, à l'exception de l'une ou l'autre et particulièrement celles concernées par les maladies qui sont « les moins rares parmi les rares » comme, par exemple, la mucoviscidose.

Alors que le principe d'égalité est important en démocratie, on peut se demander, en revanche, si celui de l'équité entre maladies chroniques et maladies rares est bien respecté aux dépens de ces dernières, en termes, par exemple, de représentativité effective et de « force de frappe » face aux « locomotives » que sont certaines associations de maladies chroniques fréquentes.

Dans ces conditions, ne serait-il pas plus juste de traiter séparément les maladies rares tant leurs besoins sont spécifiques et tant la route sera encore longue avant qu'elles ne se fassent une place au soleil, en admettant cependant que les contingences économiques sont incontournables et que les enveloppes ne sont pas extensibles à l'infini ? Il ne faudrait bien entendu pas tomber dans l'excès contraire et que cette évolution heureuse et juste en faveur des maladies rares ne s'opère au détriment des maladies plus courantes faisant que, paradoxalement, les patients atteints de maladies rares ne deviennent les enfants gâtés de la médecine, comme cela a été évoqué[17].

6. L'EUROPE DES MALADIES RARES : UN DÉFI MAJEUR À SA MESURE ?

Vu l'ampleur de la situation pénible dans laquelle doivent se débattre de très nombreux citoyens atteints de maladies rares (30 millions ?), les autorités européennes ont décidé de prendre ce problème à bras-le-corps et d'y mettre les moyens nécessaires. Il faut dire qu'elles furent très fortement sollicitées en cela par le lobby des maladies rares et par sa structure faîtière dénommée EURORDIS. Il s'agit d'une alliance européenne ayant ses bureaux à Paris, à Bruxelles et à Barcelone. Créée en 1997, par et pour les patients, elle regroupe actuellement pas moins de 810 associations de patients réparties sur 70 pays[18] !

EURORDIS se veut attentive à ce que tout patient européen ait un accès rapide à ce qui se rapporte à l'écoute, à l'information, au diagnostic, au traitement, qu'il soit curatif ou symptomatique, à l'accompagnement et au suivi psychosocial, etc., le tout avec un souci de qualité et d'efficacité qui soit le même pour tous, d'Helsinki à Malaga en passant par Sofia, Glasgow…

Parmi ses très nombreuses actions, EURORDIS a donc fortement contribué en 2008 à l'élaboration d'une communication de la Commission au Parlement européen sur « maladies rares : un défi pour l'Europe[19] » et en 2009[20] à une recommandation du Conseil relative à une action dans le domaine des maladies rares.

Dans cette recommandation, une analyse très fouillée de la situation y est faite et elle est suivie de nombreuses recommandations adressées aux différents États avec la proposition d'établir, au plus tard dans les cinq ans, un rapport sur la base des informations transmises entretemps par les 28 à la Commission. C'est ainsi que les 28 se sont mis au travail, chacun avec sa méthodologie propre et ses moyens.

Il serait fastidieux de ne fût-ce que résumer brièvement les réactions et les plans nationaux élaborés par les différents États à cette demande européenne. Le moins que l'on puisse dire est qu'ils furent « hétérogènes ». L'on se contentera d'analyser à cet égard les actions proposées par la France et la Belgique.

- La France : nul ne contestera que la France est le moteur et le leader européen, voire mondial, de la prise en charge de tous les aspects gravitant autour de la problématique des maladies rares. Il faut en outre souligner qu'elle était déjà opérationnelle bien avant les recommandations européennes de 2008 ! La remarquable plateforme des maladies rares localisée dans l'enceinte de l'hôpital Broussais à Paris réunit en un seul endroit tous les acteurs œuvrant pour les maladies rares que sont : l'Alliance pour les associations françaises de malades, EURORDIS pour les associations européennes, l'AFM Téléthon et la fondation maladies rares pour le volet recherche, tandis que la *helpline* ou aide directe sur le terrain est assuré par « Maladies Rares Info Services » et que Orphanet, portail de référence, est également opérationnel au sein de ce bâtiment dédié aux maladies rares. La France impressionne également par ce qui est déjà le troisième « Plan national maladies rares

(PNMR3)» alors que certains pays n'en sont qu'à des balbutiements en vue d'un premier plan.
La France fut aussi pionnière dans le domaine des médicaments orphelins et sert de modèle dans l'organisation des centres d'expertise et de compétence au même titre qu'elle a introduit cette notion de «filières» dont il sera ultérieurement question.

- De son côté, la Belgique démarre avec un handicap de plusieurs années, mais elle n'est certes pas à la traîne. Elle se met à la tâche avec détermination dès que les recommandations européennes et la *deadline* sont connues (2013). Elle comble même remarquablement ce retard en publiant, dès octobre 2010, une monographie intitulée «Recommandations et propositions de mesures en vue du Plan belge pour les Maladies Rares[7]». Ce travail réalisé sous l'égide de la fondation Roi Baudouin fait appel à la collaboration de 75 experts et propose 42 mesures bien concrètes, le tout aboutissant en 2014 à l'actualisation d'un Plan belge pour les maladies rares qui se compose cette fois de 20 actions, regroupées en quatre domaines[8] axés sur le diagnostic, les soins, l'information et la gestion des mesures en assurant leur durabilité.

Parmi ces actions, il faut relever l'action 9 qui instaure une «fonction maladies rares» permettant à des hôpitaux répondant à certaines normes d'être reconnus experts pour une maladie rare spécifique ou pour un groupe de maladies rares, mais aussi l'action 10 qui précise ce qu'est un «réseau maladies rares» et quelles en sont les normes d'agrément. Ce réseau rassemble toutes les parties impliquées dans le diagnostic, le traitement et le suivi d'une maladie et des patients qui en sont atteints. Ces réseaux peuvent être régionaux, nationaux ou internationaux. Rappelons en effet à cet égard que certaines maladies ultra rares n'affectent que quelques familles dans le monde.

Après ce début flamboyant, il s'avère rapidement que la mise en œuvre de ce Plan se doit de composer avec diverses réalités comme tout ce qui existait déjà avant ce Plan en matière de maladies rares, mais aussi avec les contingences budgétaires et… les réalités belges, dont la sixième réforme de l'État donnant plus de pouvoir et de compétences aux Régions avec des interprétations, des sensibilités et des actions pouvant être différentes d'une Région à l'autre.

Il faut tout d'abord rappeler qu'aux yeux de l'INAMI (Sécurité sociale), les maladies rares sont clairement incluses dans l'Observatoire des maladies chroniques comprenant en son sein un groupe de travail « maladies rares ». Était-ce le bon choix dès lors qu'il existe 8000 maladies différentes dont la plupart sont d'une grande rareté et composées donc de patients très isolés n'ayant que peu ou prou voix au chapitre ?

Par ailleurs, existaient déjà, et bien avant 2014, des conventions entre l'INAMI et des groupes de maladies rares. Ces conventions donnent entière satisfaction et elles donnent lieu à des prises en charge multidisciplinaires. Citons, parmi ces maladies déjà « pourvues », la mucoviscidose, les maladies métaboliques, les maladies neuromusculaires, les épilepsies rares, l'hémophilie… La solution sera de considérer, à l'avenir, ces centres conventionnés appelés centres de référence comme des centres d'expertise dans l'esprit du Plan belge.

Ensuite, il faut aussi rappeler qu'avant la promulgation du Plan belge existaient déjà de nombreuses initiatives officielles et privées impliquées dans les maladies rares. Parmi elles, citons l'INAMI avec la liste E pour les pathologies graves, la direction générale pour les personnes handicapées (DGHP), le fonds spécial de solidarité, etc., certaines compagnies d'assurances, les mutualités, les universités, les huit centres agréés de génétique humaine, des initiatives privées, de même que les nombreuses associations de patients ainsi que la Ligue des Usagers des Services de Santé (LUSS) et la Vlaamse Patienten Platform (VPP) qui, outre les maladies chroniques, s'occupent aussi de maladies rares ; RaDiOrg qui est, aux yeux aux yeux d'EURORDIS, l'organisme officiel et fédéral représentant la voix des patients atteints de maladies rares et RDB ou Rare Discorders Belgium, fondé en 2001, davantage impliqué dans le quotidien du patient en région francophone surtout.

Enfin, cerise sur le gâteau…, suite à la sixième réforme de l'État et à la création par arrêté royal de la fonction maladies rares et de réseaux, la Région flamande prend les devants : la fonction maladies rares est accordée aux quatre CHU qui en font partie, cinq premiers réseaux voient le jour et un organe flamand de coordination est créé (VNZZ), réunissant l'ensemble des parties concernées en ce comprises les associations de patients, les médecins traitants, etc.

Malgré tous ces rebondissements, l'élaboration du Plan belge suit son cours lentement mais sûrement. C'est ainsi qu'il existe maintenant un portail belge Orphanet traduit dans les deux langues nationales, qu'un arrêté royal promulgué en vue de l'accès accéléré et anticipé à de nouveaux médicaments dits orphelins est entré en application, que l'Institut scientifique de Santé publique a lancé un registre « maladies rares », qu'un budget important a été alloué en vue du financement des tests génétiques effectués à l'étranger. En effet, il n'est pas possible qu'un pays assume à lui seul l'ensemble des analyses génétiques disponibles actuellement ; pour certaines d'entre elles, il est indispensable de « passer la main ». Ces analyses, outre qu'elles demandent beaucoup de temps, sont très coûteuses. Le temps est loin où la plupart de ces analyses émargeaient à des budgets de recherche ainsi qu'à des conventions conviviales et... gratuites entre chercheurs. La commercialisation de ces tests est devenue la norme. Il conviendra de plus en plus de s'interroger sur leur utilité, du moins pour une partie d'entre eux, en termes de santé publique...

7. EN QUELQUES LIGNES

En Europe, une maladie est déclarée rare quand elle affecte moins d'une personne sur 2000, ce qui fait que 30 millions d'Européens en seraient atteints, dont 3 millions de Français et plus de 500 000 Belges... Ces chiffres sont assez vagues et il est clair que des données épidémiologiques plus strictes seraient indispensables si l'on voulait mieux appréhender le poids des maladies rares en termes de santé publique. Aujourd'hui, plus de 8 000 de ces maladies sont répertoriées.

Alors qu'elles existent bien entendu «depuis toujours», pourquoi cet intérêt majeur à leur encontre depuis quelques décennies à peine? Les raisons en sont multiples, notamment l'apparition d'Internet, les progrès considérables de la génétique et l'émergence de ce nouveau concept qu'est le *patient empowerment*.

S'il est vrai qu'en termes d'égalité et d'équité, les maladies chroniques et les maladies rares devraient en principe être mises sur le même pied, la question de savoir s'il ne faudrait pas les appréhender de façon séparée mérite d'être posée tant peuvent être importantes les différences et les spécificités des unes et des autres.

Il convient de rappeler à cet égard qu'EURORDIS et les associations de patients sont, et de loin, les principaux moteurs de la lutte contre les maladies rares.

2

Aspects médicaux des maladies rares

1. PROPOSITION D'UN MODÈLE ÉTIOPATHOGÉNIQUE COMMUN

Au vu du nombre particulièrement élevé de maladies rares décrites à ce jour, nous nous sommes demandé s'il ne serait pas possible de concilier, sous la forme d'un schéma simple qui leur serait commun, les étiologies, c'est-à-dire les causes de ces innombrables maladies et anomalies rares avec les mécanismes (pathogénie) par lesquels agissent ces causes pour induire leur apparition et agir sur leur évolution. En d'autres termes, n'existerait-il pas un modèle étiopathogénique commun qui pourrait servir de fil conducteur à l'ensemble ? La figure 1 résume cet essai[21].

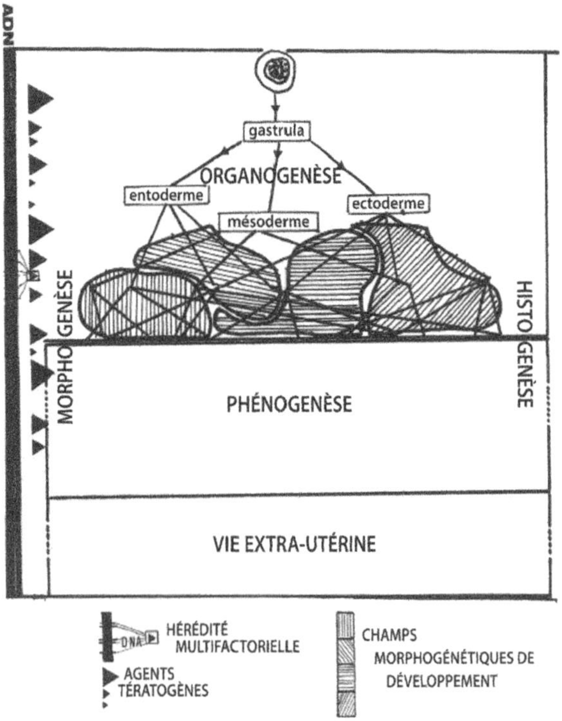

FIGURE 1 – Maladies et syndromes rares : un modèle étiopathogénique commun.

1.1. De la conception à l'embryon, de nombreuses étapes clés

Tout commence par la fécondation d'un ovule comprenant 23 chromosomes maternels par un spermatozoïde porteur lui aussi de 23 chromosomes paternels, le tout aboutissant à la formation de l'œuf fécondé ou zygote porteur donc de 46 chromosomes qui sont les vecteurs visibles (au microscope) de notre patrimoine héréditaire sous la forme de la molécule d'ADN composée de 3 milliards de paires de base constituant le génome.

Très rapidement, cet œuf se transforme en « gastrula » qui ressemble à une mûre au sein de laquelle se développent trois feuillets, l'ectoderme, l'endoderme et le mésoderme, donnant eux-mêmes naissance à une série de dérivés, qui sont nos futurs organes et tissus. Ces dérivés se mêlent les uns aux autres au sein de « champs embryonnaires de développement[22] » qui, au final, donnent le change à ce qui ressemble fort à un puzzle dont les différentes pièces contiennent un pêle-mêle des dérivés des trois feuillets initiaux.

C'est l'intrication de ces dérivés provenant de ces trois feuillets qui est à l'origine des tableaux cliniques si particuliers voire déroutants et uniques que l'on observe si fréquemment dans les maladies et syndromes rares ! À noter que « tout est dit » à partir du 56e jour de la grossesse et qu'ensuite (période fœtale), tout n'est que parachèvement. L'on comprendra donc aisément pourquoi cette première période (dite embryonnaire) est à ce point « à risque ».

1.2. Un parcours semé d'embûches

Malgré la solidité du zygote (œuf) et les mécanismes de défense existants, il est donc bien évident que ce parcours tant embryonnaire que fœtal n'est pas sans dangers et que les écueils sont nombreux ; de plus, ceux-ci se perpétuent tout au long de la période extra-utérine jusqu'à la mort. Ces écueils sont d'ordres divers : génétiques, épigénétiques, environnementaux ou « multifactoriels ». Sur la figure 1, le trait plein représente l'influence de l'ADN potentiellement vecteur tout au long de notre vie de mutations innées ou acquises susceptibles de se manifester de la fécondation jusqu'à la mort. Les triangles représentent les agents tératogènes surtout impliqués et dangereux au cours de l'embryogenèse, tandis que ce triangle relié à l'ADN par des ponts symbolise l'hérédité multifactorielle impliquant à la fois des facteurs génétiques dits polygéniques et environnementaux.

Il résulte de tous ces écueils qu'un nombre considérable de conceptions humaines sont éliminées naturellement sous la forme de fausses couches spontanées et précoces et que, malgré cette sélection naturelle et drastique, 2,5 à 3 % des enfants nés vivants sont porteurs de malformations congénitales. En outre, plus tard et tout au long de l'existence, peuvent survenir nombre de désordres et de maladies, que ce soit à la suite de mutations innées ne se manifestant que tardivement ou de mutations acquises, sous la forme de maladies de tous ordres, comme les cancers, par exemple. Tout ceci constitue le terreau des maladies rares et si l'on y ajoute les innombrables toxiques environnementaux éventuellement exacerbés par une « susceptibilité génétique » dont nous pourrions être porteurs, il n'est pas étonnant que les maladies rares soient vraiment très nombreuses !

2. LES ÉTIOLOGIES

2.1. Les anomalies chromosomiques

Ces anomalies responsables d'un grand nombre de maladies rares sont des altérations visibles du génome mises en évidence au microscope grâce à la cytogénétique. Elles affectent la moitié (sic !) des conceptions humaines, mais elles sont létales dans la très grande majorité des cas sous la forme de fausses couches spontanées et précoces. Après ce « raz de marée », leur incidence à la naissance n'est plus que de 6 à 7/1000 avec, entre autres, la trisomie 21 dont l'incidence à la naissance était de 1/1000 il y a quelques années, mais qui, actuellement, est tombée à moins de 1/2000 grâce aux techniques de détection précoce à partir du sang maternel dont il sera question ultérieurement. La trisomie 21 à la naissance est donc devenue une maladie rare.

Il est très probable que les taux classiques d'incidence et de prévalence des anomalies chromosomiques, toutes confondues, au sein de la population générale soient très largement sous-évalués et demanderaient à être revus à la lumière des avancées techniques considérables de ces dernières années, lesquelles permettent de déceler des anomalies beaucoup plus subtiles qui, il y a peu encore, passaient inaperçues. La plupart de ces anomalies sont accidentelles et résultent de « néo-mutations » survenues principalement au cours de la méiose réductionnelle. Qu'entend-on par là ?

Il se fait qu'au terme de son évolution, notre organisme après être passé, comme nous l'avons vu (fig.1), par une seule et unique cellule, le zygote, est composé de milliards de cellules comportant toutes 46 chromosomes, chaque cellule-mère à 46 chromosomes se divisant chacune en deux cellules-filles comprenant 46 chromosomes, elles aussi. Ce mécanisme est vrai pour l'ensemble des cellules à l'exception des cellules reproductrices dont les cellules-mères à 46 chromosomes appelées spermatogonies ou ovogonies vont se diviser de façon réductionnelle de sorte que les cellules-filles, spermatozoïdes et ovules ne contiendront que 23 et non 46 chromosomes, ceci dans le but de maintenir le « quota » à 46 chromosomes au fil des générations. Pendant ce processus très sophistiqué imaginé par la nature, des incidents sont possibles en ce sens qu'au cours de cette division, l'un ou l'autre chromosome peut être perdu ou encore rester collé à un autre, donnant lieu au phénomène de non-disjonction méiotique et être entre autres responsable de la naissance d'un enfant trisomique 21.

Certaines de ces anomalies, cependant, sont transmises à la suite d'un remaniement parental équilibré ; dans ces cas, elles peuvent revêtir un caractère familial.

De nombreuses hypothèses ont été émises quant aux causes ou aux facteurs favorisant la survenue de ces anomalies. La seule qui « tienne » réellement est l'âge parental avancé, maternel surtout, qui favorise le mécanisme de non-disjonction au cours de la méiose réductionnelle, générant alors des gamètes, ovules ou spermatozoïdes, pouvant en partie être déséquilibrés.

2.2. Les maladies monogéniques

Les maladies monogéniques sont des maladies héréditaires caractérisées par une mutation délétère ne survenant que dans un seul gène. Elles sont responsables d'un très grand nombre de maladies rares. Il s'agit là des véritables maladies héréditaires classiques obéissant aux lois déjà anciennes de Mendel (1856!).

> *Ce religieux autrichien, botaniste, démontra à partir d'études menées dans le jardin de son monastère sur différentes espèces de pois la matérialité des caractères héréditaires qui, au fil des générations, se transmettent tantôt de façon dominante (visibles), tantôt de façon cachée (récessive) mais se manifestant néanmoins dès lors que ce caractère récessif est présent à l'état double en provenance à la fois du chromosome maternel et du chromosome paternel. Sans les connaître, il a eu cette intuition géniale de l'existence des gènes. Il est considéré à juste titre comme le père de la génétique, du « mendélisme », des maladies mendéliennes, etc. Les fameuses lois de Mendel gardent toute leur valeur, aujourd'hui encore, à quelques exceptions près.*

Nombreuses, plusieurs milliers, les maladies monogéniques constituent donc le principal « réservoir » des maladies rares. Les unes sont dites autosomiques dominantes, transmises d'un parent symptomatique à la moitié de ses enfants (exemple : maladie de Marfan), les autres sont autosomiques récessives, les parents étant porteurs asymptomatiques de la mutation ont un risque sur quatre d'avoir un enfant malade (exemple : mucoviscidose) tandis que, dans le troisième groupe, celui des maladies récessives liées à l'X, les femmes porteuses du gène muté, pouvant être elles-mêmes légèrement ou modérément symptomatiques, ont un risque sur deux d'avoir un garçon atteint (exemple : myopathie de Duchenne). D'autres modes de transmission sont connus, de même que des exceptions aux lois de Mendel ainsi que de nombreuses nuances qui sont du ressort de la génétique clinique.

D'où viennent-elles, ces mutations, en soulignant qu'il n'est question ici que des mutations germinales dites innées avec lesquelles nous venons au monde et non des mutations somatiques survenant au cours de la vie, comme dans les cancers, par exemple ?

Elles surviennent spontanément, la plupart du temps au hasard, au fil de l'histoire de l'humanité. Il se fait que l'on estime à trois ou quatre le nombre de mutations (germinales) récessives délétères portées par chacun d'entre nous à l'état hétérozygote ; elles n'ont de ce fait aucune conséquence néfaste car elles ne sont portées que par un seul chromosome et nous sommes de ce fait « protégés » par le gène normal porté par l'autre chromosome ! Si, en revanche, notre partenaire est porteur de la même « mauvaise » mutation, le risque que nous ayons un enfant « homozygote », c'est-à-dire doublement porteur du gène muté et donc malade, est de 1 sur 4. La consanguinité dont il sera question ultérieurement favorise ce type de situation.

Outre le hasard et la consanguinité, d'autres facteurs peuvent être à l'origine de ces mutations comme l'âge parental, les radiations ionisantes telluriques et cosmiques, les substances mutagènes, etc. On peut se demander au vu de ces considérations pour le moins négatives comment il n'y a pas encore davantage de maladies rares de nature génétique au sein de la population.

En fait, la sélection naturelle « veille au grain » et il existe des mécanismes de défense très efficaces comme ceux des fausses couches précoces dans le cas des anomalies chromosomiques affectant, pour rappel, la moitié des conceptions humaines, comme celui aussi de nombreuses combinaisons géniques qui sont létales. Cette sélection aboutit à un certain équilibre que la génétique classique des populations nous enseigne depuis longtemps et qui est schématisé sur la figure 2[23] ; elle nous rappelle qu'il existerait un équilibre entre les mutations et la sélection naturelle, illustré par le niveau d'eau qui reste stable au sein d'un récipient percé de plusieurs orifices, cette situation résultant d'un équilibre permanent entre les fuites représentant la sélection naturelle et l'eau s'écoulant du robinet qui représente le flux permanent de ces mutations nouvelles. Le niveau d'eau, dans ce modèle, représente la fréquence qui reste stable des gènes dans la population générale.

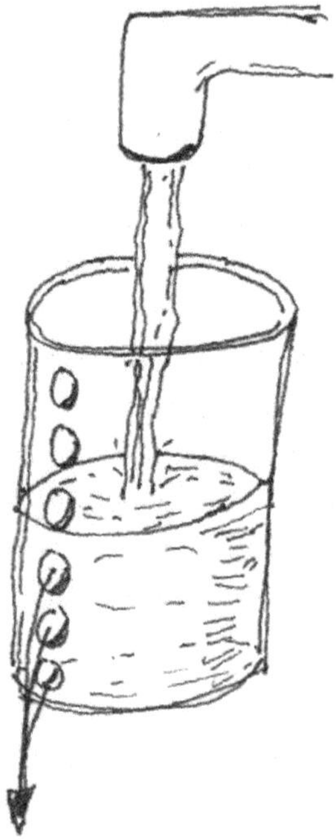

FIGURE 2 – Équilibre mutations – sélection naturelle.

2.3. Les maladies rares dites multifactorielles

Les maladies rares dites multifactorielles peuvent aussi être impliquées dans un certain nombre de maladies rares. Dans le génome, outre les gènes et leurs mutations responsables d'un grand nombre de maladies rares, existent aussi des « variations » qui ne représentent que 0,1 % de l'ensemble, mais qui revêtent une importance considérable en ce sens qu'elles nous singularisent et font que nul sur terre n'est exactement semblable à son voisin. Ces variations ne représentent pour la plupart qu'une simple « marque de fabrique » bien utile cependant en criminalistique, par exemple, tandis que d'autres peuvent être liées à des maladies ou à des « traits » tels l'autisme, l'hypertension artérielle ou l'obésité. Dans l'apparition de ces maladies ou traits, l'environnement est aussi déterminant de sorte que des personnes porteuses de certaines de ces variations n'exprimeront peut-être jamais leur prédisposition si l'environnement n'est pas contributif.

Un exemple classique illustrant bien les parts respectives de la génétique et de l'environnement dans l'apparition de ces maladies dites multifactorielles nous est donné par celui du spina-bifida dans la communauté sikhe vivant au Canada depuis plusieurs générations.

Le spina-bifida appartient à la famille des anomalies de fermeture du tube neural, elles-mêmes multifactorielles dont l'apparition dépend en partie de la génétique, en partie de l'environnement qui consiste ici en une carence en acide folique ou vitamine B9.

Au Canada, certains aliments courants (les céréales, par exemple) ont fait l'objet d'une supplémentation en acide folique et, depuis lors, la prévalence de cette malformation a diminué de façon sensible au sein de la population générale « autochtone ». Dans le cas de la communauté sikhe canadienne qui participe, elle aussi, à cette mesure bénéfique de santé publique, la prévalence du spina-bifida reste deux fois supérieure à celle des Canadiens autochtones, mais elle est la moitié de celle qui prévaut en Inde ! Le rôle de la génétique dans l'apparition de cette malformation est donc important chez les sikhs vivant en Inde tandis qu'il est en partie contrecarré par la supplémentation en acide folique chez les sikhs canadiens.

2.4. Les maladies rares liées à l'environnement

Dans une moindre mesure que la génétique, l'environnement peut aussi intervenir dans l'apparition d'un certain nombre de maladies rares. Ces troubles environnementaux quoique souvent évoqués et médiatisés ne sont qu'occasionnellement objectivés, contrairement aux maladies rares d'origine génétique pour lesquelles existe une kyrielle de tests et d'arguments tant cliniques que biologiques permettant de les confirmer sans hésitation.

Le pape François évoque l'action potentiellement délétère de l'environnement sur l'apparition de maladies rares au cours du congrès dicastère pour la santé (nov. 20 2015 18: 07) lorsqu'il dit: « Ces maladies rares sont les conséquences de la maladie que nous infligeons à l'environnement. »

En fait, l'on peut faire une distinction entre deux groupes de maladies rares liées à l'environnement, les unes qui sont la suite d'une atteinte du fœtus au cours de la grossesse et les autres qui peuvent survenir tout au long de notre existence à la suite de l'action de divers toxiques environnementaux.

Parmi les premières:

- les maladies maternelles potentiellement tératogènes (c'est-à-dire qui génèrent des malformations fœtales) comme le diabète, la phénylcétonurie maternelle, l'hyperthermie...
- des médicaments pris par la mère, mais utiles à sa santé comme des antiépileptiques (acide valproïque, phénytoïne, carbamazépine...), certains anticoagulants...
- des substances ou drogues ingérées volontairement de façon « récréative » par la future mère comme l'alcool, la cocaïne, etc.
- certains produits chimiques (dioxine), les radiations ionisantes...
- des infections intra-utérines: rubéole, toxoplasmose, herpès, varicelle, Zica...
- certains facteurs mécaniques survenus en cours de grossesse et altérant parfois gravement le développement du fœtus et plus tard de l'enfant comme des tumeurs utérines, des « brides » amniotiques, une perte importante de liquide amniotique.

Quant au deuxième groupe, celui des maladies liées à l'environnement au cours de la vie extra-utérine, c'est probablement à celles-là que le pape François fait allusion. Les maladies usuelles de ce type (cancer, allergies, dermatoses, etc.) sont bien connues, mais fréquentes. Quant aux maladies rares relevant directement de l'environnement, elles sont moins connues, hormis peut-être les cancers rares et certaines maladies auto-immunes qui, quoique rares prises individuellement, voient une hausse de leur prévalence globale. Afin d'expliquer cette évolution, l'on pourrait évoquer ici également l'hypothèse multifactorielle et polygénique qui pourrait aller dans le sens de la déclaration papale avec la spirale : prédisposition génétique polygénique et expression clinique (apparition des symptômes) dès lors qu'un certain seuil aura été dépassé, l'abaissement de ce dernier pouvant être favorisé par des facteurs liés à l'environnement comme : virus, bactéries, médicaments, alcoolo-tabagisme, facteurs nutritionnels, stress, pollution, etc.

2.5. Les maladies rares de cause inconnue et les maladies sans diagnostic

Il faut le dire : parmi les milliers de maladies rares répertoriées et bien documentées, de nombreux patients restent encore en 2019 sans diagnostic de certitude. Cette attente lancinante et usante pour les patients peut durer des mois, des années et parfois toute la vie !

Dans son rapport 2017, « Maladies Rares Info Services[15] » signale qu'au moment où les patients appellent, un diagnostic n'a pas encore été posé dans 27 % des cas. Nous verrons plus loin ce qu'il faut entendre par « filière », mais la filière dénommée « AnDDI – Rares[24] » dédiée aux malformations et déficiences intellectuelles rares signale une absence de diagnostic parmi la moitié des patients suivis ! L'histoire de la mise au point diagnostique des maladies rares est impressionnante : en quelques années à peine, elle est passée de presque rien à presque tout… Elle a connu au cours des trois dernières décennies des coups d'accélérateur peu imaginables il y a trente ans à peine. À cette époque, la génétique clinique était encore assez confidentielle et les petits pois de Mendel faisaient sourire. Elle était réservée à un cercle ou mieux à un « club » (par exemple : le club européen de Génétique) d'amis passionnés par ce monde nouveau et très peu exploré jusqu'alors, excepté au Canada et aux États-Unis où la génétique clinique était déjà reconnue comme une spécialité médicale à part entière depuis longtemps déjà. Cette nouvelle spécialité était encore très limitée dans ses moyens. Elle faisait surtout appel au « sens clinique », à la mémoire visuelle, elle accordait une part importante à l'anamnèse, à la reconstitution de la généalogie (fig. 3) et à l'enquête génétique, mais aussi, et surtout à l'examen clinique du patient. Les moyens techniques, eux aussi, étaient très limités et seule prévalait l'analyse des chromosomes (caryotype) qui, quoiqu'encore très élémentaire, en impressionnait plus d'un. C'était aussi le début des mises au point métaboliques tandis que l'imagerie était très rudimentaire et parfois aussi douloureuse qu'inefficace. L'on pense ici entre autres à l'encéphalographie en phase gazeuse. Il arrivait aussi que les généticiens cliniciens se réunissent dans les différents centres de génétique agréés que comptait le pays.

À cette occasion, les « cas » difficiles sans diagnostic étaient exposés à la sagacité et à l'expérience des uns et des autres. Il arrivait même que l'auditoire votât en faveur de telle ou de telle hypothèse diagnostique…

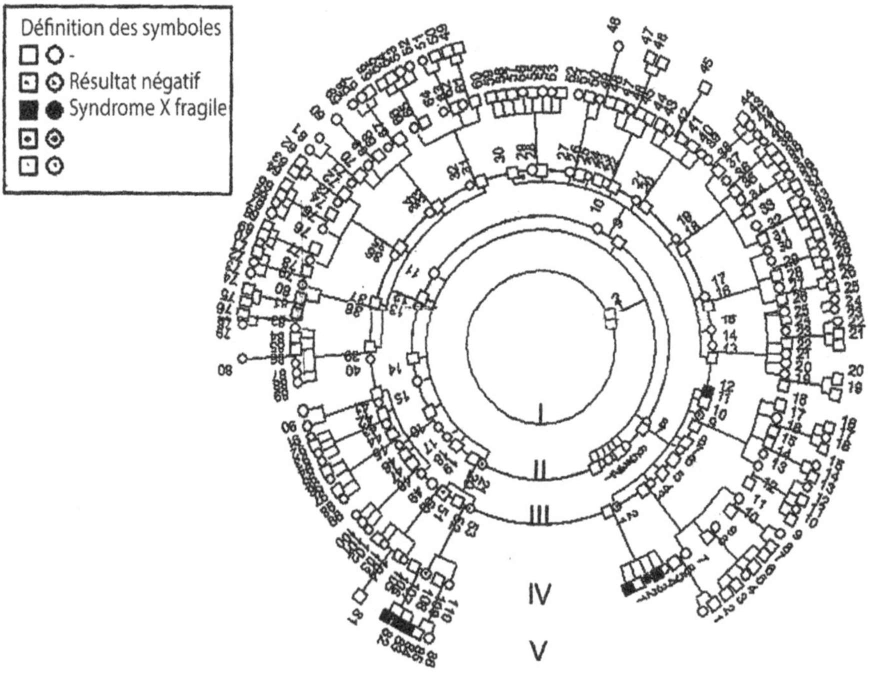

FIGURE 3 – Exemple de généalogie retraçant une atteinte familiale par le syndrome « X-Fragile » au fil de 5 générations.

L'émergence rapide et exponentielle de nouvelles techniques dont celle, récente, du séquençage à haut débit permettant d'appréhender et de « visualiser » en une fois l'ensemble du génome a permis de débloquer la situation douloureuse de tous ces patients « laissés pour compte » de façon inespérée, mais malheureusement point encore définitive et complète.

Loin de se décourager et afin de vaincre si possible cette fraction résistante de ces patients sans diagnostic répondant à l'acronyme SWAN[25] ou syndrome sans nom, les autorités compétentes ont imaginé à l'échelle régionale, mais aussi nationale voire internationale, des stratégies visant à réduire, si possible à néant, cette population de SWAN. Il en sera question ultérieurement lors de la partie dédiée à la démarche diagnostique dans les maladies rares. C'est tout le sens des filières françaises et des ERN, c'est-à-dire des *European Reference Networks* ou réseaux européens pour maladies rares, ainsi que de quelques initiatives telles que celles menées actuellement à Gand, en Flandre.

3. CLASSIFICATION

Les scientifiques n'aiment pas le désordre et, face à une telle explosion de maladies, anomalies, syndromes rares différents, il convenait de mettre bon ordre dans cette fourmilière d'autant plus qu'un inventaire exclusivement dédié aux maladies rares n'existait tout simplement pas.

3.1. Orphanet

C'est ainsi que, pressenti dès 1990, Orphanet[2] a été créé et lancé en 1997 par le docteur Ségolène Aymé (Inserm Paris, France). Actuellement, cette base de données est mondialement connue et reconnue, traduite en sept langues et consultée par des millions d'internautes. Elle a ce trait remarquable de ne pas s'adresser qu'aux seuls médecins et scientifiques, mais d'être destinée à tous les publics. En fait, chacun y trouve son compte, car elle est divisée en plusieurs secteurs et services comme un inventaire complet et actualisé des maladies rares, un inventaire des médicaments orphelins, un répertoire des associations et des services aux patients, des centres experts, des laboratoires plus particulièrement concernés par telle ou telle maladie, un état de la question sur les recherches en cours, des actualités, la question des biobanques, des publications et des rapports scientifiques colligés dans les cahiers d'Orphanet, etc.

Il serait contraire à la vérité de dire que la *success story* que constitue Orphanet fut simple et que l'accouchement fut sans douleur, tant les obstacles voire l'opprobre à son endroit furent importants… Beaucoup de résistance donc, mais principalement les reproches suivants : (i) s'attaquer à un certain pouvoir médical en prodiguant directement de l'information et des conseils aux patients et à leurs familles sans plus passer par l'expert médical qui se demandait ce qui allait lui rester… (ii) confronter directement le patient à la vérité de son diagnostic sans intermédiaire ni ménagement avec les risques qu'une telle pratique pourrait engendrer, à savoir désarroi, dépression et même suicide… et (iii) cette information est « Internet dépendante » et se coupe éventuellement d'une fraction importante de la population à risque sans compter que ladite information peut être aisément biaisée et mal interprétée. Ces deux dernières critiques peuvent être facilement évitées en proposant aux patients démunis de ce point de vue d'avoir recours à des intermédiaires avisés et conviviaux que sont les médecins traitants, par exemple.

Les promoteurs et le docteur Ségolène Aymé, la fondatrice d'Orphanet, tinrent bon de sorte qu'en quelques années à peine, cette base de données était devenue ce qu'elle est en 2019, c'est-à-dire incontournable et de portée mondiale.

3.2. OMIM

OMIM ou *Online Mendelian Inheritance in Men* est une base de données qui nous vient des États-Unis. Elle est remarquable, complète et mise à jour de façon permanente. Outre qu'elle n'est formulée qu'en anglais, elle n'est dédiée qu'aux seules maladies monogéniques qui constituent cependant, et de loin, le principal «réservoir» de maladies rares comme signalé précédemment. Elle ne s'adresse donc qu'aux seuls médecins et chercheurs.

Son père fondateur n'est autre que le «grand» Victor McKusick, décédé en 2008. Généticien-clinicien acharné, passionné et infatigable, il est le fondateur de MIM (*Mendelian Inheritance in Men*), version papier d'OMIM. Chaque maladie est codée suivant le code McKusick et fait l'objet d'une revue importante et exhaustive de la littérature. Ce catalogue en est à sa 13e édition.

3.3. CID

CID ou ICD Classification internationale des maladies ou *International Classification of Diseases* est éditée et révisée périodiquement sous l'égide de l'OMS (Organisation mondiale de la Santé). Sa 11e version a été publiée en 2018; il s'agit donc en abrégé de *ICD 11*. Jusqu'à présent, ICD n'attribuait que peu d'importance aux maladies rares alors que le fardeau de celles-ci en santé publique est considérable. Cette lacune devait aboutir à un véritable cercle vicieux, car le manque flagrant de visibilité des maladies rares devait inévitablement entraîner un déficit de reconnaissance et partant, une carence préjudiciable en ce qui concerne leur planification en santé publique avec, à la clé, un financement sinon inexistant pour le moins mal planifié.

Face à cette anomalie et à ce manque d'équité très préjudiciable aux intéressés, c'est-à-dire aux malades, la Commission européenne propose alors et soutient le développement d'un inventaire propre aux maladies rares accompagné d'un système de classification repris à Orphanet. En 2009, l'OMS crée un groupe consultatif dans ce sens sous la houlette d'Orphanet. En 2014, 5400 maladies rares issues de la base de données Orphanet se retrouvaient déjà dans le futur ICD 11 dont l'adoption par l'OMS était donc prévue pour 2018. D'aucuns se disent déçus, car, pensent-ils, les objectifs initialement programmés n'ont pas été remplis par manque de moyens tandis que d'autres considèrent comme un succès le fait que la plupart des maladies rares aient dorénavant un code spécifique visible (http://www.orphadata.org).

3.4. EUROCAT

Les malformations congénitales sont, dans la très grande majorité des cas, constituées de maladies ou de désordres rares, certaines d'entre elles étant même d'une rareté exceptionnelle, comme nous le verrons. Elles forment un groupe relativement homogène, car elles sont toutes visibles sinon à la naissance au moins au cours de la période néonatale précoce (de 0 à 7 jours de vie) ou tardive (de 7 à 28 jours de vie) ou encore avant la naissance par le truchement du diagnostic prénatal, toutes formes confondues.

Elles ont toutes un code en provenance soit de la classification alphabétique Orphanet, soit de celle de l'ICD version 10, soit encore de la classification MIM ou OMIM s'il s'agit d'une malformation monogénique.

Vu leur confinement à une période relativement réduite de la vie et leur visibilité clinique, ce groupe constitue une opportunité unique et rare en épidémiologie, car ces conditions remarquables permettent de prétendre à l'exhaustivité de la population concernée à savoir celle des enfants porteurs, nés ou à naître, de malformations congénitales. Pourquoi cet intérêt pour les malformations congénitales en santé publique?

En fait, tout a commencé lors la tragédie de la thalidomide et des «enfants Softénon®» en 1959[4]. À l'époque, ce médicament était largement utilisé en début de grossesse pour contrecarrer les malaises de la femme enceinte. Il s'avéra que ce médicament était un puissant tératogène occasionnant plusieurs malformations dont la plus caractéristique est la phocomélie avec des membres supérieurs raccourcis rappelant ceux du phoque… Il fallut malheureusement attendre plus de deux longues années avant que des médecins allemands dont Lenz établirent en 1961 une relation certaine entre la prise de ce médicament et les malformations observées. Mais le mal était fait et des milliers de « bébés Softénon® » vinrent au monde.

Suite au « plus jamais ça » vint l'idée de créer un centre européen de « tératovigilance » (surveillance et enregistrement des enfants porteurs de malformations congénitales). L'acronyme EUROCAT (*European Registry of Congenital Anomalies*[9]) fut attribué à cet ambitieux projet créé par les professeurs Michel Lechat et Joséphine Weatherhall dont le quartier général fut initialement établi à l'école de Santé publique de l'UCL à Woluwe-Saint-Lambert (Bruxelles, Belgique). Un réseau européen de registres régionaux quadrillant le territoire européen fut ensuite mis sur pied. En Belgique, les provinces d'Anvers, du Hainaut et de Namur furent choisies.

Le but d'une telle organisation est donc de suivre, année après année, les prévalences des malformations au sein de l'Union européenne grâce à des registres régionaux utilisant tous la même méthodologie et adressant régulièrement leurs données au siège central d'EUROCAT qui, à l'aide d'analyses statistiques poussées, vérifie les taux globaux, mais aussi particuliers de prévalence des malformations congénitales. Si des déviations significatives par rapport à la moyenne attendue sont observées et/ou si des *clusters* de malformations simples ou multiples sont signalés, la « sonnette d'alarme » est tirée afin de s'assurer qu'une épidémie de nature environnementale n'en est pas responsable. Si le principe de ce système de tératovigilance ainsi exposé paraît simple et logique, son organisation pratique est d'une grande complexité et les écueils sont nombreux.

À titre d'exemple, nous avons eu l'occasion d'analyser les données fournies par 15 années de surveillance des malformations congénitales recensées dans les provinces du Hainaut oriental et de Namur (Wallonie, Belgique du Sud) de 1990 à 2004[26]. De cette analyse, il résultait que :

- La prévalence globale des malformations congénitales, toutes formes confondues, aux alentours de 2,6 % était restée remarquablement stable au cours de ces 15 années d'observation, ce qui était rassurant et montrait qu'aucun évènement environnemental, tératogène ou mutagène, n'était intervenu pendant cette période. De plus, cette relative stabilité de la prévalence des malformations congénitales rappelait aussi cette notion évoquée précédemment (fig. 2), celle d'un équilibre entre mutations nouvelles et sélection naturelle.

- Seuls les taux de prévalence des anomalies chromosomiques et de la trisomie 21 en particulier (tableau 1) avaient augmenté de façon significative pendant cette période. Cette augmentation résultait clairement de l'augmentation des âges maternels et plus particulièrement au-delà de 35 ans. Depuis les travaux de Penrose, il s'agit là d'une notion devenue classique; encore fallait-il s'en assurer. À ce propos, il convient de rappeler que, jusqu'il y a peu, la trisomie 21 n'était pas considérée comme une maladie rare avec une incidence annuelle à la naissance de 1/800[34]. Actuellement, les techniques de détection prénatale de la trisomie 21 sont toujours un peu plus efficaces et précoces, la dernière en date étant celle de l'analyse de l'ADN fœtal à partir du sang maternel, faisant que l'incidence de la trisomie 21 à la naissance a diminué drastiquement et qu'elle est devenue rare alors que son incidence, toutes populations confondues, est en hausse tout aussi significative, conséquence de la hausse des âges mater-

	1990	1991	1992	1993	1994	1995	1996	1997	1998	1999	2000	2001	2002	2003	2004
Hainaut et Namur	18	25	19	17	17	20	19	13	34	28	18	25	23	24	34
Taux H + N	13,24	18,79	14,26	13,51	13,85	16,76	15,30	10,56	28,23	23,15	14,04	20,15	19,01	20,08	25,20
Hainaut	16	17	13	11	16	15	14	6	19	18	10	16	15	17	20
Taux H	18,22	19,00	15,06	13,50	20,21	19,52	17,37	7,55	24,96	22,97	12,03	19,72	19,27	22,40	24,57
Namur	2	8	6	6	1	5	5	7	15	10	8	9	8	7	16
Taux N	4,16	17,21	12,77	13,53	2,29	11,77	11,48	16,03	33,77	23,48	17,73	30,98	18,53	16,04	26,26

De 1990 à 2004, les cas de trisomies 21 et corollairement leurs taux de prévalence ont régulièrement augmenté dans les provinces de Hainaut et de Namur considérées ensemble : Hainaut et Namur ; taux H+N mais aussi séparément, Hainaut et Taux H, pour le Hainaut, Namur et taux N pour Namur.

Cette observation relève clairement de l'augmentation progressive des âges maternels.

TABLEAU 1 – Évolution des prévalences de la trisomie 21 de 1990 à 2004.

nels au-delà de 36 ans. Situation paradoxale rendant bien compte des difficultés rencontrées en épidémiologie des maladies rares, dont celle des malformations congénitales.

- La prévalence des malformations du système nerveux central dont les anomalies dites de « fermeture du tube neural », parmi lesquelles le spina-bifida, était aussi restée très stable, ce qui constituait une déception, car nombre de ces anomalies, comme nous l'avons vu, sont en partie dues à une carence maternelle en acide folique. La question était de savoir si la supplémentation en acide folique en début de grossesse avait été suffisante chez les femmes enceintes de ces régions pendant la période d'observation.
- Au cours de cette période, il avait également été possible de répertorier quelques syndromes polymalformatifs d'une très grande rareté comme, par exemple, les syndromes de Jeune, de Marshall, de Marshall-Smith, de Tel-Hashomer, de Meckel, d'Ivemark, des ptérygiums multiples, etc. et d'en évaluer leurs fréquences. La question de savoir, à ce propos, si le « jeu en vaut la chandelle » mérite d'être posée, le reproche fréquemment entendu à l'encontre des généticiens cliniciens étant celui d'être des chasseurs de papillons rares. La réponse est oui, bien entendu, car certains de ces syndromes rares peuvent être héréditaires et donc potentiellement grevés d'un risque de récidive qui peut être élevé. Par ailleurs, ils peuvent aussi jouer le rôle de « phénotypes sentinelles » de l'environnement potentiellement révélateurs d'une nouvelle épidémie, comme ce fut le cas pour la phocomélie lors de l'épidémie de la thalidomide[4].

4. SYMPTOMATOLOGIE

Le but n'est certes pas ici de retracer une liste exhaustive des maladies rares et de leurs symptômes. Un et même plusieurs volumineux traités de médecine ne suffiraient pas à la tâche tant elles sont nombreuses et variées.

Elles ont cependant quelques caractéristiques qui leur sont communes et qui sont tantôt médicales, tantôt psychosociales.

4.1. Caractéristiques médicales communes

Elles surviennent à tout âge, mais, comme la plupart sont de nature génétique, il est normal et attendu qu'elles apparaissent surtout dans l'enfance ou l'adolescence et parfois aussi dès la naissance voire pendant la grossesse. Hormis dans le cas des anomalies chromosomiques et des syndromes rares, ces maladies ne sont pas toujours visibles, ce qui constitue d'ailleurs pour ces patients une source de frustration quand on leur dit sans ambages qu'ils n'ont pas l'air malades ou encore que « c'est dans la tête »...

Ces maladies sont toutes chroniques, insidieuses et progressives, évoluant parfois par paliers, parfois très lentement au point qu'elles peuvent paraître stabilisées ou... guéries, ou au contraire être rapidement fatales. Des troubles du sommeil, de la fatigue, un amaigrissement inexpliqué ou, au contraire, une surcharge pondérale inhabituelle sont des symptômes assez fréquemment observés.

Ces personnes sont dans un inconfort et dans un mal-être dont la permanence est réelle. Ce sont toutefois la fatigue et les douleurs qui sont les plus fréquemment rapportées, celles-ci étant décrites comme chroniques, majeures et envahissantes, que ce soit, par exemple, sous la forme de céphalées, de brûlures, de crampes, de picotements, de tiraillements, de « décharges électriques », etc., pouvant donner à l'entourage y compris médical le change pour des symptômes psychosomatiques.

Elles se manifestent de jour comme de nuit, peuvent disparaître complètement et réapparaître sans crier gare. Elles sont parfois à ce point « térébrantes » qu'elles peuvent conduire au suicide ou à l'euthanasie !

La plupart du temps, il n'existe pas de traitement efficace s'attaquant à la cause du problème, mais de nombreux traitements dits palliatifs permettent de soulager la symptomatologie et de ralentir l'évolution de la maladie. La question du traitement causal des maladies rares est cependant très actuelle et il constitue un sujet de recherches considérables à l'échelle internationale. Il en sera question ultérieurement.

4.2. Caractéristiques psychosociales communes

Les maladies rares ont encore pour la plupart, en ce compris les médecins et les proches, un côté peu connu, voire obscur, qui peut engendrer un certain malaise et de l'incompréhension que les patients ressentent et dont ils témoignent. Ils disent volontiers se sentir démunis, désarçonnés, abandonnés et isolés, car peu ou pas du tout reconnus, ce qui se répercute sur leur moral sous la forme de la perte de confiance en eux, de tristesse chronique voire de dépression, celles-ci étant souvent interprétées par l'entourage comme la cause de leur état et non comme une de ses conséquences.

Vu ce véritable cercle vicieux dans lequel ils s'enfoncent progressivement et bien contre leur gré, ces patients subissent alors et subrepticement une perte de leur autonomie, tant physique que mentale, compliquée parfois par la perte de leur emploi et celle, souvent drastique, de leurs revenus ce qui, allant de pair avec les coûts élevés des soins, des médicaments, des analyses, des examens techniques, des déplacements multiples dont certains à l'étranger, des hospitalisations à répétition, des appareillages… risque de mettre à mal leur autonomie financière avec des décisions parfois extrêmes comme la vente de la maison, un déménagement forcé, etc.

De plus, ces sentiments d'isolement et d'abandon sont exacerbés quand il s'agira pour le patient de faire valoir les aides auxquelles il a droit. Ces aides existent bien sur le papier, mais, outre qu'elles sont largement insuffisantes, elles exigent pour les obtenir une patience et un courage surhumains dès lors qu'il s'agira d'affronter la machine médico-administrative, très complexe et, de surcroît, mal préparée à appréhender la question des maladies rares. Enfin, comble des combles, quand le dossier du patient arrive « au-dessus de la pile » et que le grand jour de la convocation est arrivé, après des mois de patience, il lui faudra littéralement plaider son dossier face à un « tribunal » qui n'est pas toujours ni très convivial, ni très compétent. À ce sujet, voici un exemple et un témoignage parmi tant d'autres.

Il s'agit de la maman d'un enfant atteint depuis longtemps d'une maladie rare héréditaire lentement progressive affectant les yeux, l'audition et les reins, de sorte qu'âgé de 25 ans, il se trouve en insuffisance rénale terminale.

Après une scolarité normale, il est demandeur d'emploi, mais il est d'office déclaré en incapacité de travail par l'ONEM qui lui demande de s'adresser à sa mutualité. Celle-ci, après de nombreuses démarches, lui accorde une indemnité temporaire puis la retire... au motif que :... « s'agissant d'une situation préexistante et qu'une capacité de gain suffisante n'ayant pas été démontrée, vous ne percevrez donc plus d'indemnités de travail » lui stipule une lettre recommandée qui fait, dit cette mère, que la Sécurité dite « sociale » le laisse tomber au bord de la route tel un SDF social en lui signalant cependant qu'il lui est toujours loisible d'aller en appel de cette décision s'il n'est pas d'accord avec elle... En général, les patients éreintés renoncent à cette démarche, lourde, coûteuse et énergivore.

Il n'est pas étonnant que, dans de telles conditions, et lorsqu'ils en ont encore la force, les patients aidés éventuellement de leurs proches essaient de prendre leur destin en main et deviennent de véritables patients-experts. C'est aussi la raison de l'explosion des associations de patients et du *patient empowerment* dont il fut précédemment question. La tentation est grande aussi que ces patients, lorsqu'ils en ont les moyens, aillent voir ailleurs avec cette dérive redoutable que d'aucuns ont appelée de façon un peu triviale le « shopping médical », tout ceci en présence d'un diagnostic de certitude bien étayé et documenté.

Que dire alors lorsqu'il n'y a pas de diagnostic ? La situation est encore plus anxiogène ; elle peut durer des années et le nom désormais classique d'errance diagnostique lui est attribué. Comment la pallier ?

5. LE DIAGNOSTIC DES MALADIES RARES

5.1. Qu'entend-on par errance diagnostique ?

On l'aura compris, poser le bon diagnostic dans des délais raisonnables est d'une importance majeure. Il s'agit vraiment du cœur du problème, de la clé de voûte du système sans laquelle rien n'est possible et source de bien de confusions et de déboires.

L'absence de diagnostic génère des dérives dont la mieux connue est l'errance diagnostique qui est en moyenne de quatre ans avec des pointes pouvant aller jusqu'à 30 ans, sinon toute la vie, tandis que l'on considère qu'aujourd'hui encore, 30 % des patients restent sans diagnostic précis en ne comptant pas celles et ceux qui vivent avec l'étiquette d'un diagnostic erroné collée sur le front, ce qui représenterait 40 % des cas.

Il en résulte une cascade de conséquences délétères comme le doute, la méfiance et l'incompréhension quant à la nature précise de la maladie, avec la question cruelle de savoir si elle existe réellement puisque même des spécialistes pointus n'en trouvent pas l'étiologie. Il faut aussi tenir compte du coût très élevé, tant pour la société que pour le patient, des mises au point à répétition et parfois inutiles ce qui, à ce propos, rappelle la nécessité d'un dossier médical unique et informatisé au moins dans le cas des maladies rares. Que de fois n'entend-on pas dire que tel spécialiste consulté avait fait tout « recommencer », ne tenant pas compte et doutant par là du bien-fondé des mises au point antérieures ? Un autre grief souvent formulé est l'absence de rapport et/ou de conclusions portant sur la mise au point souvent longue et pénible que le patient a subie. Que de fois ne lit-on pas dans de tels rapports, quand ils existent, à propos de tel résultat : analyse en cours… Tout cela fait partie de l'errance diagnostique et de la souffrance qu'elle engendre.

Outre que le désir de savoir est ancré en chacun, le fait de connaître enfin le diagnostic de sa maladie ne guérit certes pas, mais soulage et surtout dédramatise. Cette étape permettra au patient d'appréhender, en toute objectivité, ce que sera l'histoire naturelle de son affection, aussi dure pourrait-elle être, et sinon de prévenir, au moins d'en atténuer peut-être les complications.

En outre, dans le cas d'une maladie héréditaire, le diagnostic clair et précis permettra de prévenir la naissance d'autres enfants atteints de la même maladie, que ce soit au sein de la fratrie ou chez d'autres membres de la famille, grâce au conseil génétique qui actuellement aboutira généralement au diagnostic prénatal sous l'une de ses différentes formes dont il sera ultérieurement question.

Enfin, le diagnostic permettra aussi d'envisager un traitement qui sera, sinon causal, au moins le mieux adapté possible avec, à l'opposé, le spectre d'un diagnostic erroné et d'un traitement inadéquat.

À titre d'exemple, et parmi tant d'autres, citons le « cas » d'une errance et de ses déboires. Ce patient de 58 ans se plaint depuis des années déjà de fatigue chronique, d'amaigrissement, d'infections à répétition de la sphère ORL et des voies respiratoires. Ensuite apparaissent progressivement des douleurs articulaires multiples accompagnées de difficultés à la marche nécessitant l'usage d'une canne tandis qu'il relève aussi la présence d'un purpura chronique sur les jambes. Un jour, « au bout du rouleau » et sur la recommandation de son médecin qui avait au préalable pris soin de téléphoner à l'hôpital, il se présente à la garde, mais, après des heures d'attente, il se fait éconduire au motif qu'il ne souffrirait que d'une grippe et qu'il prend la place d'autres malades beaucoup plus gravement atteints que lui… Le lendemain, il est alors rappelé d'urgence, car ses analyses sont catastrophiques. En fait, le diagnostic tombe; il est atteint d'une maladie multi-systémique très rare entrant dans le groupe des vascularites. Il lui est signifié qu'il aurait dû être traité depuis longtemps déjà…

Comme souligné précédemment, il ne saurait être question de jeter la pierre à qui que ce soit même si le médecin est souvent le bouc émissaire dans le monde des maladies rares. Il lui est impossible de toutes les connaître et tout généraliste n'en aura probablement vu passer que quelques-unes, s'il en voit, au cours de sa carrière, aussi longue fût-elle.

5.2. Comment pallier l'errance diagnostique ?

La question est d'avoir le « réflexe maladie rare » en présence de tout tableau clinique atypique et de référer dans les plus brefs délais. Mais... à qui référer? Cette question a déjà fait l'objet de nombreuses études et recommandations européennes et nationales.

Au centre de la démarche se trouve le médecin traitant qui, parfois, et pourquoi pas, peut très bien affronter la situation avec son patient aidé de sa famille. En général, cependant, il référera le patient vers l'hôpital de proximité qui, dans un pays comme la Belgique, peut être tout à fait à même de gérer la situation sur place, tant du point de vue médical et technique que psychosocial. Sinon, après concertation, cet hôpital référera vers un échelon supérieur qui sera en général un hôpital universitaire qui, pourvu en Belgique du label « fonction maladies rares », fera le nécessaire pour prendre la situation à bras-le-corps « de A à Z », en ce compris la prise en charge ultérieure et le suivi.

Cette stratégie n'est malheureusement que rarement applicable tant les maladies rares sont nombreuses, complexes, technologiquement inabordables et parfois à ce point rares que personne, dans le pays, n'en a connaissance et ce, malgré l'existence d'un nombre non négligeable de centres d'expertise existants ou en voie de formation ainsi que de spécialistes de très haut niveau. Encore faut-il aussi déterminer quel spécialiste de haut niveau consulter...

Dans ce cas de figure, et après avoir eu recours à l'indispensable collaboration entre toutes les forces du pays et après s'être bien assuré que toutes celles-ci ont bien été exploitées en ce compris l'initiative gantoise dénommée ProZA@uzgent.be dédiée aux cas sans diagnostics, il convient alors d'avoir recours sans tarder à une aide internationale qui existe sous la forme des filières françaises et/ou des réseaux européens de référence ou ERN (*European Reference Networks*) pour les maladies rares.

5.2.1. Les filières en France

Cette notion a vu le jour lors de l'élaboration du deuxième plan français des maladies rares (2011-2014). La filière rassemble tous les acteurs impliqués dans un groupe de maladies ayant une ou plusieurs caractéristiques communes. Le nombre de maladies se retrouvant au sein d'une filière peut être important. Par exemple, la filière G2M qui se rapporte aux maladies héréditaires du métabolisme comprend un nombre très élevé d'affections toutes différentes quant à leur expression clinique, mais ayant toutes en commun une erreur innée du métabolisme.

Le but très louable de cette initiative est d'essayer de ne pas trop se disperser dans cette fourmilière de 8000 maladies et de concentrer ses forces et ses compétences sur un élément fédérateur avec la conséquence très appréciable pour le patient de gagner du temps.

Ces « forces vives » sont composées des centres de référence et de compétences de maladies entrant dans la composition de ladite filière, mais aussi des structures de soins travaillant avec ces centres, les laboratoires et plateformes de diagnostic, tous les professionnels et structures du secteur social, les équipes de recherche et les associations de patients.

À ce jour, 23 filières sont reconnues et dédiées aux regroupements rares suivants : anomalies du développement, système nerveux central, cœur, déficience intellectuelle, maladies auto-immunes et auto-inflammatoires, anomalies vasculaires, foie, maladies neuromusculaires, sclérose latérale amyotrophique, peau, malformations thoracoabdominales, maladies endocriniennes, maladies métaboliques, maladies immuno-hématologiques, globules rouges, mucoviscidose, continence urinaire et fécale, rein, os et cartilage, maladies respiratoires, audition et vision, tête et cou. Chacune de ces filières a un responsable coordinateur à sa tête.

5.2.2. Les ERN *(European Reference Networks)* ou RER (réseaux européens de référence)

À l'échelle transfrontalière et européenne cette fois, avec une ouverture possible vers d'autres pays, des réseaux européens de référence se mettent progressivement en place. Le principe des ERN est assez proche et largement postérieur à celui des filières, mais ils s'en différencient cependant en ce sens qu'ils sont européens et consistent surtout en un « outil de santé » en ligne fonctionnant sur la base d'une plateforme gérant les demandes et les questions qui lui sont soumises tout en collectant parallèlement d'innombrables et de précieuses données en provenance des États membres, en rappelant qu'aucun de ces États, aussi technologiquement avancé et nanti financièrement soit-il, n'est à même de traiter à lui seul cette multitude de maladies toutes aussi rares et complexes les unes que les autres.

L'absence d'une expertise valable pour telle ou telle maladie n'épargne donc aucun pays quel qu'il soit, de sorte que le recours à l'autre, outre qu'il consolide le concept d'Union européenne, s'avère indispensable au nom de l'équité envers l'ensemble des citoyens européens, fera gagner un temps précieux au patient et contrecarrera de façon efficace la fameuse errance diagnostique avec *in fine* de précieuses économies pour la société.

Vis-à-vis de telle pathologie donnée, cette plateforme rassemblera les avis de tous les experts reconnus qui poseront (enfin) le bon diagnostic et proposeront le traitement *ad hoc* ou encore feront des propositions éclairées, tout cela sans que le patient ait à se déplacer ! En résumé, ces ERN sont de véritables incubateurs qui, mis dans les meilleures mains possibles, pourront proposer des diagnostics et des soins virtuels. En outre, ils seront l'occasion de créer une masse critique de patients, ce qui est indispensable à la recherche clinique en présence, par exemple, de maladies ultrarares. Il va aussi de soi que les premiers concernés, à savoir les patients (et leurs associations), seront aussi impliqués dans cette organisation. Jusqu'à présent, 24 ERN sont prévus, ce qui fait « air connu » au regard des 24 filières françaises.

Il n'y a cependant guère de redondance entre ces deux stratégies, les filières étant plus centrées sur un pays, mais aussi directement sur le quotidien du patient tandis que les ERN consistent davantage en des discussions entre experts internationaux reconnus et cliniciens locaux visant à fournir un diagnostic et un traitement adéquats au patient.

Ces 24 ERN sont les suivants : maladies osseuses, anomalies craniofaciales et de la sphère ORL, maladies endocriniennes, épilepsies, maladies rénales, maladies neurologiques, anomalies héréditaires et congénitales, maladies respiratoires, maladies dermatologiques, cancers chez l'adulte (tumeurs solides), hémopathies, maladies et pathologies urogénitales, maladies neuromusculaires, maladies oculaires, prédisposition génétique aux tumeurs, maladies cardiaques, malformations congénitales et les handicaps intellectuels rares, troubles héréditaires du métabolisme, cancers de l'enfant (hémato-oncologie), maladies hépatiques, maladies des tissus conjonctifs et musculo-squelettiques.

6. TRAITEMENT DES MALADIES RARES

La problématique des maladies rares est assez récente et le travail accompli par la communauté internationale pour venir en aide à cette population quelque peu délaissée est considérable.

Il n'empêche que c'est évidemment le traitement de leur maladie et si possible de leur guérison qui constitue, et de loin, la principale attente des patients. Il revêt principalement deux formes : les approches thérapeutiques dites « classiques » et les nouveaux médicaments dits innovants appelés aussi les médicaments orphelins.

6.1. Les traitements classiques

Les traitements déjà anciens, aidés et fortement améliorés par de remarquables avancées technologiques, garderont toute leur valeur pour longtemps encore en soulageant fortement les patients, en stabilisant la progression de leurs symptômes et en leur permettant parfois de mener une vie presque normale.

C'est ainsi qu'ils font appel à des molécules connues et anciennes qui se sont également avérées très efficaces dans certaines maladies rares, à des prouesses chirurgicales, orthopédiques et plastiques parmi d'autres, à la greffe et à la transplantation d'organes, aux prothèses et implants de tous ordres, à l'informatique, à la robotique couplée à des appareillages de plus en plus sophistiqués et efficaces, à la diététique, à l'alimentation parentérale, à l'aménagement professionnel et adapté des lieux de vie, à l'éducation et à la rééducation sous toutes ses formes, à l'approche scientifique de la douleur, sans oublier des aides plus communes, mais combien utiles, comme les traitements et soins à domicile, les aides ménagères, ainsi que le volumineux dossier des aides financières directes et indirectes proposées par les mutualités et par l'INAMI dans le cadre de la législation sur les maladies rares, etc. La liste des progrès serait encore bien longue, mais à celle-ci, il convient certes de ne pas oublier le soutien psychologique et l'écoute qui, « mine de rien », ont souvent un effet thérapeutique très appréciable sinon capital sur le moral et partant, la santé des patients.

Il convient enfin de rappeler le rôle majeur et indispensable des associations de patients dont il sera question ultérieurement.

6.2. Les médicaments « orphelins »

La grande aventure des médicaments orphelins a commencé, comme on le sait, dès 1983, avec l'*Orphan Drug Act* (ODA) obtenu grâce à la détermination et à la pugnacité d'Abbey Meyers, mère d'un enfant atteint du syndrome de Gilles de la Tourette.

Ce combat pionnier et emblématique a d'emblée suscité d'immenses espoirs pour des milliers de patients, car ces médicaments s'attaquaient à la cause de la maladie et non plus seulement à ses symptômes. D'emblée aussi, il s'avéra qu'il allait se heurter à des difficultés non seulement techniques mais aussi, et surtout, économiques et financières. Seraient-elles pour autant insurmontables ?

Pour l'énoncer simplement, il se fait que telle maladie pour laquelle on projette d'investir en fonction de tel traitement est à ce point rare que les sommes et les procédures à engager en vue de trouver un médicament efficace et dépourvu de danger sont à ce point élevées que les firmes pharmaceutiques concernées sont dans l'impossibilité de recouvrer le capital engagé. Faut-il pour autant accuser le système capitaliste de tous les maux de la terre et le vouer aux gémonies au motif qu'il fait fi de la souffrance humaine ? Non, certainement pas. Il convient en effet de réaliser que la recherche et le lancement d'un nouveau médicament même « ordinaire » s'élèvent à des sommes astronomiques.

Par ailleurs, il ne saurait être question que les différents gouvernements européens laissent ainsi au bord du chemin des dizaines de milliers de citoyens alors que de réelles possibilités thérapeutiques existent et sont à portée de main. Comme, par ailleurs, les prix prohibitifs de nombre de ces médicaments risquent de mettre carrément à mal les finances de la Sécurité sociale au détriment peut-être du plus grand nombre, il est clair que lesdits gouvernements se trouvent face à un véritable dilemme en rappelant que le coût annuel moyen d'un médicament orphelin pour traiter un patient est de l'ordre de 44 000 euros avec des « pointes » pouvant aller jusqu'à 400 000 euros…

Des arrangements et des compromis sont donc indispensables. En plus d'innombrables réunions, séminaires, conférences sur cette question épineuse et par le biais d'un lobbying très intense, de diverses manœuvres politiques et diplomatiques, mais aussi, il faut le dire, de bonne volonté, des solutions tenables furent échafaudées comme celle de divers incitants et avantages accordés à l'industrie. Une autre initiative pleine de promesses est celle de pays qui, comme la Belgique et les Pays-Bas, décident d'unir leurs « forces » face à l'industrie pharmaceutique afin de tenter de contenir les prix. Le grand-duché de Luxembourg s'est joint à ce duo et d'autres États, comme l'Autriche, vont suivre.

Le résultat de ces pourparlers et de ces négociations est que le marché des médicaments orphelins connaît un véritable boom. Le nombre de demandes de désignation du statut de médicament orphelin a fortement augmenté de 2000 à 2018, de même que celui d'autorisations de leur mise sur le marché, de sorte qu'en 2018, plus de 100 de ces médicaments sont disponibles en Belgique et font l'objet d'un remboursement moyennant, l'on s'en doute, certaines conditions et une procédure entièrement justifiée. Ne fût-ce qu'en 2017, 12 nouveaux médicaments orphelins ont été approuvés alors qu'en 2001, trois médicaments à peine avaient été autorisés à être mis sur le marché. À noter que la grande majorité de ces autorisations concerne des affections tumorales.

6.3. Un exemple, un témoignage : la « Spinraza® story »

Le témoignage poignant qui suit est celui d'une patiente atteinte de la forme 3 d'amyotrophie spinale. Il illustre remarquablement bien ce que peut être le vécu d'un patient atteint de maladie rare en 2019, confronté au « fol espoir » que constitue l'émergence des médicaments orphelins. Cette maladie est aussi appelée la maladie de Kugelberg-Welander ou encore amyotrophie spinale proximale juvénile ou SMA type 3, à laquelle les codes Orphanet 83419 et OMIM 253400 sont attribués. À cet égard, il faut souligner que le monde des maladies rares est farci de noms remarquables de syndromes, d'acronymes, de noms d'auteurs ou de « découvreurs » de telle ou de telle maladie, d'initiales, de chiffres, de codes, etc. pouvant varier de pays à pays, ce qui peut conduire à une certaine confusion préjudiciable à laquelle l'OMS tente de mettre bon ordre.

La maladie dont il est question ici peut être considérée comme le prototype d'une maladie rare, génétique et héréditaire de nature autosomique récessive. Le gène responsable est bien connu et localisé sur le chromosome 5 de même que les mécanismes moléculaires explicatifs de la symptomatologie qui ont été élucidés.

> *Je suis née dans un milieu « médicalisé » en ce sens que j'avais un grand-père pédiatre. Autant dire que je me situais du bon côté de la barrière et que j'étais prédisposée à être inspectée de tous les côtés… Au début, rien de particulier et une acquisition de la marche vers 15 mois, ce qui sans être précoce se situe dans les limites normales. Je tombais beaucoup cependant et mes tendons d'Achille semblaient rétractés. À l'âge de 2 ans, j'ai donc commencé de la kinésithérapie pour ce problème. Nous avons rencontré un orthopédiste et j'ai dû porter des chaussures orthopédiques avec*

d'horribles tiges métalliques apparentes de surcroît ! Mais cela n'a pas suffi et comme il semblait exister un problème plus fondamental et que le diagnostic n'était pas très clair, j'ai atterri dans une clinique universitaire où une biopsie musculaire fut réalisée et où le diagnostic d'« amyotrophie spinale de Kugelberg-Welander » fut posé. J'avais alors 5 ans.

J'avoue n'avoir aucun souvenir conscient de l'annonce du diagnostic. Lorsque j'y repense ou lorsque je revisite mentalement la scène, je revois, je ressens l'inquiétude de mes proches, de mes parents, de ma sœur, de mes grands-parents. Nous étions une grande famille et, comme dans chaque famille, il y a des non-dits, des choses que l'on ne peut dire tout comme souvent un manque de communication, par peur de blesser, par peur de ne pas trouver les mots.

Alors, j'ai évolué, comme un bon petit soldat, bien courageuse. Chaque jour, soutenue par ma famille, j'allais chez le kinésithérapeute. Le traitement consistait entre autres à étirer mes tendons d'Achille pour essayer de récupérer un angle de marche acceptable. Je détestais cela. Chaque année, je devais retourner à l'hôpital où le diagnostic avait été posé pour y voir le neuropédiatre. J'entends encore les pleurs des enfants dans les dédales des salles d'attente et je sens encore l'odeur de l'encaustique des cireuses. Le docteur nous expliquait chaque fois la même chose, à savoir que je n'avais pas assez de force dans les jambes à cause d'un problème de transmission nerveuse, dessins à l'appui.

Incompréhension totale, même de la part des parents. Comment accepter ce qui arrive à son enfant ? La petite fille que j'étais lisait inconsciemment dans les regards et les attentions de ses proches. À côté des cauchemars et des questions sans réponse, il régnait une atmosphère très douce et dynamique. Étant donné mes difficultés à me déplacer, j'ai commencé à utiliser un vélo pour les courses, les excursions et les vacances. Il fallait m'aider, me soutenir, me pousser, être présent, tout le temps. La vie s'est déroulée normalement ; école, anniversaires, un peu de sport, beaucoup de solfège et de piano au Conservatoire. Sans relâche, je gravissais deux fois par semaine les quatre volées d'escaliers en colimaçon. Je les grimpais tel un escargot jusqu'au grenier mansardé où m'attendaient mes professeurs. Volonté de fer ou de faire ?

Tout était organisé pour que je sois une petite fille heureuse, normale, parmi les enfants valides. Je suis rentrée à l'université pour y entamer un master en biologie avec le rêve secret de comprendre mieux cette maladie dont je souffrais. Ce que j'ignorais à l'époque était que ma maladie évoluait dans le temps. Elle ne s'attaquait pas uniquement aux jambes, mais elle touchait également les bras, les doigts, les muscles abdominaux. Alors, à mon rythme, je suis rentrée plus en profondeur dans le dédale des maladies rares.

Pour commencer, j'ai contacté l'Association contre les maladies neuromusculaires. La présidente fut rassurante, compatissante. Ensuite, j'ai participé à quelques conférences thématiques, dont une donnée par une généticienne. Le gène était localisé par le docteur Melcki à Paris, mais aucun traitement n'était encore disponible. En effet, on ne comprenait pas comment fonctionnait cette maladie, à quoi servait ce gène, etc. Les doctorats fleurissaient en la matière et des récoltes d'argent étaient organisées par le Téléthon. En 2000, je participai à une grande action Téléthon pour sensibiliser le public aux maladies rares. Ma première aide à la mobilité fut achetée ; c'était une canne.

J'ai réalisé mon mémoire de fin d'études en biologie cellulaire. Les années ont passé et la maladie évoluait insidieusement avec mon périmètre de marche qui fondait comme neige au soleil. Aussi ai-je acheté ma première chaise roulante en 2002 lorsque je suis rentrée dans la vie professionnelle. Autant le dire, mais travailler à temps plein lorsqu'on souffre d'une maladie neuromusculaire n'est pas évident ! La fatigue s'accumule et les actes au quotidien deviennent une vraie souffrance. Alors, de fil en aiguille, j'ai trouvé un autre travail, à mi-temps cette fois. Le temps passait et la maladie progressait… Les espoirs au fil des années évoluaient eux aussi telle une montagne russe avec des hauts et des bas.

Après des années de patience, de récoltes de fonds et d'engagement associatif, la communauté des malades put enfin voir le bout du tunnel, car, en 2017, une toute nouvelle molécule – médicament nommée « Spinraza® » fut reconnue officiellement par l'Europe comme étant le premier traitement pour l'amyotrophie spinale. J'avais 40 ans. Je me souviens de ce jour où j'ai annoncé la bonne nouvelle à ma sœur, mais parallèlement hélas… une mauvaise nouvelle. En effet, dans un premier temps, il fut décidé que seuls les enfants souffrant de la forme sévère dénommée SMA de type 1 ou maladie de Werdnig-Hoffmann pourraient être pris en charge par la Sécurité sociale tandis que les adultes atteints de la forme 3 comme moi ne pourraient pas en bénéficier ! Ce fut la douche froide, mais une phrase me vint alors à l'esprit et me guide depuis lors : « On n'est jamais aussi bien servi que par soi-même. »

Nous étions plutôt sceptiques par rapport au pouvoir du lobby et du lobbying politique, mais plusieurs d'entre nous et moi-même nous nous y jetâmes à corps perdu avec détermination ! L'Europe devait donc négocier avec la firme pharmaceutique américaine « Biogen » et, chapeautés par l'Association belge contre les maladies neuromusculaires, nous avons formé une petite task-force, A. s'occupant des aspects officiels, M. de la création d'une plateforme s'adressant aux personnes concernées tandis que je m'occupais de sensibiliser les pouvoirs publics à notre cause. Comme il s'agissait d'un médicament orphelin très coûteux, les négociations se jouaient à très peu de chose. Des territoires comme la Suisse ou certains pays nordiques remboursaient le médicament uniquement pour les enfants, d'autres pays comme la France prenaient en charge le remboursement de la molécule pour les personnes les plus gravement atteintes, d'autres encore à tous les patients, comme le Portugal, l'Allemagne, l'Espagne, etc. Avec le temps, nous ressentions un sentiment d'injustice s'installer. Certains patients allaient être soignés, d'autres pas !

Qu'allait-on décider en Belgique ? Les bruits de couloir n'étaient pas très encourageants. Après un an de lutte acharnée, je commençais à perdre espoir, lorsque le 11 juillet 2018, je reçus un coup de téléphone de mon homologue flamand m'annonçant la décision de la ministre, madame Maggie De Block : « Le médicament serait remboursé pour tout le monde, sans restriction ! » Quel bonheur ! J'allais enfin pouvoir être soignée, respirer et aller de l'avant sans peur et en pleine confiance. La suite du traitement sera planifiée très prochainement. Entretemps, d'autres molécules « se pointent » sur le marché, d'autres entreprises pharmaceutiques investissent et obtiennent d'excellents résultats, comme Roche et Novartis.

Le (dur) combat et le lobbying continuent inlassablement pour qu'à travers le monde, tout le monde puisse être soigné. La recherche progresse dans tous les domaines, la compréhension du fonctionnement cellulaire et moléculaire devient tous les jours un peu plus fine et subtile. Laissons les forces s'unir et devenir un vrai mouvement d'espoir, de réconfort, de résilience et de guérison.

Ce remarquable témoignage montre bien qu'« à cœur vaillant, rien d'impossible ». Il confirme aussi la phrase qu'en 2000 déjà, Ségolène Aymé, la fondatrice d'Orphanet, citait dans son livre *Les injustices de la naissance*[27]. À propos du développement de nouveaux médicaments orphelins et des obstacles qu'il faudra surmonter, elle écrivait en effet (p. 209) : « Les incitations monétaires ne suffiront pas, car les profits potentiels ne seront jamais assez attrayants. Le militantisme devra jouer un rôle. »

7. EN QUELQUES LIGNES

Les étiologies ou les causes des maladies rares sont bien entendu très nombreuses ; 80 % d'entre elles sont génétiques.

Parmi elles, l'on distingue principalement les maladies rares d'origine chromosomique, des centaines… les maladies dites monogéniques qui ne sont concernées que par des mutations survenant dans un seul gène, des milliers, ensuite les maladies multifactorielles dans lesquelles des facteurs environnementaux et génétiques sont intriqués. Viennent ensuite les maladies dues à l'environnement pris au sens large et, enfin, les maladies et syndromes « sans diagnostic ».

Divers systèmes de classification des maladies rares ont vu le jour comme Orphanet qui répertorie l'ensemble des maladies rares, toutes étiologies ou causes confondues, OMIM pour les seules maladies monogéniques et ICD pour l'ensemble des pathologies humaines dont les maladies rares.

Les symptômes des maladies rares sont, l'on s'en doute, innombrables mais il existe certaines caractéristiques cliniques communes à la plupart d'entre elles.

La mise au point diagnostique d'une maladie rare est indispensable. Elle constitue la clé de voûte de l'ensemble. L'absence de diagnostic peut engendrer la fameuse « errance diagnostique » qui peut durer des années. Des plans nationaux et internationaux de recherches diagnostiques des maladies rares ont été mis sur pied pour tenter de pallier cette redoutable dérive.

Les maladies rares doivent encore aujourd'hui se «contenter» de traitements classiques, palliatifs pour la plupart mais la recherche de nouveaux médicaments dits orphelins est actuellement en plein essor avec des coûts qui, jusqu'à présent, restent malheureusement élevés voire inabordables.

3

Aspects psychosociaux : les maladies rares sur le terrain et au quotidien

Comme rappelé précédemment, les maladies rares sont assez récemment sorties de l'oubli et la tâche qui incombait aux autorités concernées et à leurs auxiliaires était non seulement polyvalente et complexe, elle était aussi gigantesque, la question étant de savoir si elle n'était pas insurmontable.

Il faut le dire sans ambages, le front uni contre les maladies rares a été remarquable et exemplaire tant du côté des autorités nationales et européennes que de celui des initiatives privées. Cette action, quasiment historique et, toutes proportions gardées, un peu comparable à celle d'un plan Marshall, a-t-elle été pour le moins payante et a-t-elle répondu aux attentes ? Telle est la question à laquelle *in fine* l'on essaiera de répondre.

Le mieux est de s'en référer aux premiers concernés, c'est-à-dire aux patients eux-mêmes, à leur vécu, leurs griefs, leurs plaintes, leur amertume, mais aussi leurs satisfactions, leurs espoirs, leurs attentes…

Pour ce faire, deux voies seront abordées (i), celle de l'aide dite de première ligne et (ii) celle des associations de patients. Ces deux formes d'approche ne seront cependant que partielles, car elles ne concerneront principalement qu'une partie de la Belgique et que, par ailleurs, d'autres formes d'aides remarquables existaient au départ. Elles ne se rapportent principalement qu'à des patients dits « isolés » atteints de maladies très rares voire sans diagnostic, en notant que cette population de malades constitue une fraction importante de la « communauté MR ».

1. L'AIDE DE PREMIÈRE LIGNE

1.1. Qu'entend-on par helpline ?

Ce terme signifie littéralement aide en ligne, téléphonique ou par Internet. Il s'agit donc d'une forme de téléphone vert accessible aux personnes atteintes de maladies rares ou supposées telles[28].

Une telle aide est fortement préconisée et est même considérée comme indispensable par EURORDIS, que ce soit à l'échelon local, régional ou national.

Le but d'une telle assistance est d'offrir au demandeur, directement et sans préalable, toute forme d'information qu'il souhaite recevoir à propos d'une maladie spécifique dont il serait atteint ou de tout autre sujet plus général ayant trait aux maladies rares. Par là même, le service *helpline* fait « coup double » et remplit une autre de ses missions principales, celle d'écouter le patient et, de ce fait, de le soutenir et de le réconforter. En effet, il est rare que l'annonce du diagnostic se fasse dans des conditions idéales pour autant que ce soit possible ! Quand celui-ci « tombe », le patient est souvent désarçonné, ne comprend pas, est sidéré, se sent isolé, voire abandonné, et éprouve un grand besoin de parler, de poser des questions et de recevoir un support humain et psychologique.

Quand elle existe, le réflexe est de s'adresser à une association dédiée à la maladie dont il est atteint. Sinon, c'est à un tel service *helpline* qu'il aura recours. En plus du *cry to help*, de nombreuses autres questions pratiques peuvent se poser comme celles des services sociaux habilités à soutenir le patient dans ses démarches, de tous les renseignements qu'il souhaiterait recevoir au sujet des centres d'expertise, de la « fonction maladies rares » attribuée en Belgique à certains hôpitaux, des centres de génétique médicale, de la recherche dans les maladies rares, des possibilités de traitement, des médicaments orphelins, s'il y a lieu des filières, des ERN et bien entendu des possibilités de rejoindre une association de patients ou de contacter d'autres patients atteints de sa maladie afin de dialoguer avec eux et de recueillir le fruit de leurs propres expériences en la matière, quitte à créer une nouvelle association.

Qu'un service *helpline* se contente du seul rôle de *dispatching* sous la forme, par exemple, de référer sans plus via un e-mail ou un SMS vers un centre d'expertise (s'il existe…) ou vers Orphanet, etc., n'est certes pas l'idéal. Cette procédure a le mérite d'exister et peut rendre d'appréciables services, mais rien ne remplacera cependant un contact plus personnalisé, non limité par le temps, que ce soit par téléphone, par Skype ou par un face-à-face.

En principe, les services offerts par une *helpline* ne se limitent pas aux seuls patients ou à leurs parents quand il s'agit d'enfants, mais il peut aussi prodiguer des conseils éclairés à d'autres membres de la famille, à des connaissances, à des services d'aide sociale, à des mutualités, à des institutions et bien entendu aux médecins en s'assurant évidemment de la plus stricte confidentialité.

1.2. Qu'entend-on par helpline *« + » ? Un exemple belge !*

La mise en place d'une *helpline* est donc indispensable dans la stratégie visant à aider les personnes atteintes de maladies rares. Le premier contact avec ce service est souvent décrit par le patient comme très positif et des phrases telles que « enfin quelqu'un qui m'écoute et qui me comprend… » sont la règle.

Cependant, il s'est rapidement avéré que ce premier contact, avec les services et aides qui en découlent, n'est pas suffisant. Il convient en effet de rappeler que l'on a affaire à des personnes malades, parfois gravement, épuisées sur les plans moral et physique, de sorte que ce premier contact, aussi chaleureux et humain soit-il, est insuffisant. Outre celui-ci, les patients et leurs familles ont aussi besoin d'être soutenus et guidés dans leurs démarches ultérieures, lesquelles peuvent être longues, compliquées et fastidieuses. Ce rôle de guide correspond à ce que l'action 7 du Plan belge appelle un coordonnateur de soins dont la tâche est de simplifier et de faciliter le parcours du patient.

En attendant que ce Plan, avec ses centres d'expertise et ses hôpitaux détenteurs du label « fonction maladies rares », soit entièrement opérationnel, nous avons proposé au sein de « Rare Disorders

Belgium[29]», association faîtière belge à laquelle l'auteur est attaché, d'ajouter un «+» à l'appellation *helpline* qui devient de ce fait *helpline «+»* dont la méthodologie dénommée «protocole intégré-maladies rares» est schématisée sur la figure 4 et se déroule de la façon suivante :

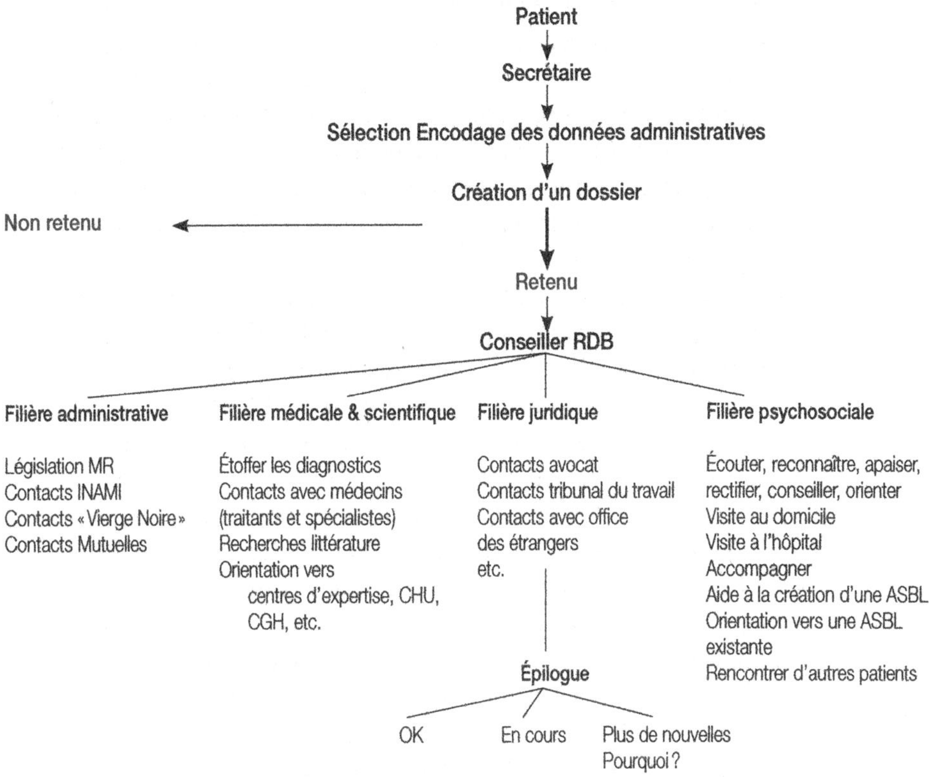

FIGURE 4 – HELPLINE «+»
Protocole intégré d'aide aux personnes atteintes de maladies rares.

- Le patient ayant pris connaissance du service sur Internet ou par ouï-dire prend contact avec les personnes directement impliquées dans la gestion de la *helpline* «+» ; il s'agit de deux médecins, ce qui facilite la question de la confidentialité.
- Le secrétaire opère un premier travail de sélection en excluant certaines demandes jugées inadéquates, par exemple en présence d'une maladie courante.

- Il ouvre alors un dossier informatisé et strictement confidentiel dans lequel sont reprises les principales données du patient ainsi que le code Orphanet de sa maladie.
- Ces coordonnées sont ensuite adressées au conseiller qui a un premier contact, généralement téléphonique, avec le patient. Ce contact peut également se faire via un courrier électronique. Au cours de l'entretien, le conseiller s'enquiert de la problématique souvent très complexe du patient. Il oriente alors son aide vers ce qui lui semble le plus urgent. À cet égard, quatre principaux types de demandes sont retenus. Sur la figure 4, ces demandes sont regroupées en filières qui n'ont bien entendu rien à voir avec les filières du deuxième plan français des maladies rares.
  - La filière administrative. Ici, le demandeur souhaite, par exemple, en savoir un peu plus sur la législation en vigueur dans les maladies rares, sur ses droits éventuels, raconte ses « démêlés » avec sa mutualité, avec l'INAMI ou Institut National d'Assurance Maladie-Invalidité, l'équivalent belge de la « Sécu » française, avec la DGPH (direction générale des personnes handicapées). Il est particulièrement demandeur de savoir en quoi sa mutualité peut l'aider et intervenir.
  - La filière médicale au sens large : le patient souhaite avoir des explications et de plus amples détails concernant son diagnostic, les causes exactes de sa maladie, le pronostic, le traitement… Il est bien évident qu'en aucun cas, le conseiller ne se substitue aux médecins du patient avec lesquels il collabore toujours. Si nécessaire, il effectue aussi des recherches de littérature concernant la maladie en insistant sur la très grande rareté de certaines d'entre elles qui sont parfois inconnues du conseiller lui-même… Il oriente aussi le patient vers des centres belges d'expertise s'ils existent, dont les huit centres belges agréés de génétique humaine et, le cas échéant, vers l'hôpital ou le médecin qui a l'expertise de la maladie. Il peut aussi se tourner vers l'étranger, la France principalement ; à cet égard, il collabore étroitement avec « Maladies Rares Info Services (Paris) » de même qu'avec RaDiOrg[30] (Belgique). Il tient compte aussi des ERN et il lui

arrive de demander l'avis de collègues des États-Unis, des Pays-Bas, de Tunisie, du Liban, etc.

- La filière juridique : il arrive au conseiller d'aider dans ses démarches le patient qui ne serait pas d'accord avec les décisions du SPF Santé publique ou avec celles du médecin-conseil de sa mutualité. Il lui arrive d'écrire une lettre de soutien en sa faveur, mais aussi de « calmer le jeu ». Il accompagne parfois le patient lors de sa convocation auprès du SPF ou du médecin-conseil. Enfin, il prend parfois en charge des patients, enfants surtout, atteints de maladies rares très sévères et menacés d'expulsion par l'Office des Étrangers.
- La filière psychosociale est certes celle qui est la plus sollicitée par les patients qui sont très demandeurs d'être écoutés, soutenus et reconnus. Le conseiller s'efforcera d'apaiser le patient, de répondre à toutes ses questions, de rectifier certains malentendus, de lui proposer si nécessaire un soutien psychothérapique. Bien entendu, il l'orientera vers les associations de patients *ad hoc*, si elles existent. À la demande des patients, il lui arrive aussi de les mettre en contact avec d'autres patients et/ou familles qu'il connaîtrait afin de pouvoir dialoguer, et ce, en étroite collaboration avec les médecins traitants. Enfin, il propose parfois au patient de créer sa propre association avec d'autres personnes atteintes de sa maladie et avec l'aide du service juridique de l'ASBL.
- Enfin, le conseiller sera très attentif à l'« épilogue », c'est-à-dire à la suite donnée à l'application du protocole. Plusieurs cas de figure se présentent habituellement : (i) la demande du patient est très rapidement honorée et le dossier peut être clos. (ii) Le plus souvent, la complexité du dossier est telle que son suivi peut prendre des mois et même des années… Pendant tout ce temps, le conseiller restera attentif et disponible en s'efforçant de rester dans son rôle. (iii) Parfois aussi, le patient ne réagit pas malgré un investissement très important du conseiller qui considérera (avec sagesse) que cette non-réponse est en soi symptomatique. Il arrive parfois que la réaction tant attendue, positive et même

enthousiaste, ne survienne que des mois après l'initiation du protocole intégré…

1.3. La helpline *« + » au quotidien*

Il nous a semblé utile de tirer des enseignements et de faire quelques recommandations sur la base de données recueillies a posteriori des dossiers d'une série des 412 derniers patients qui ont eu récemment recours aux services de Rare Disorders Belgium et de sa *helpline* « + » dans le sens que nous avons décrit et en signalant qu'il s'agit essentiellement de personnes issues de la région francophone. Pour chacune d'elles, nous nous sommes servis de notre protocole intégré. De nombreuses données ont été recueillies, mais il nous a semblé préférable de n'en citer que les principales et parmi les plus instructives.

- En ce qui concerne les étiologies, c'est-à-dire les causes des maladies rares affectant les consultants, elles se répartissent de la sorte : génétiques, toutes confondues : 39 % ; environnementales au sens large : 13,5 % ; multifactorielles/polygéniques : 19 % ; indéterminées et inconnues : 28,5 %. Comme on peut le constater, ces données battent en brèche la sacro-sainte répartition causes génétiques 80 % versus autres 20 %.
  Il existe toutefois un fameux biais de sélection en ce sens qu'en Belgique, tous les patients ayant une maladie génétique avérée ou suspecte sont adressés aux huit centres agréés de génétique humaine qui les gèrent, ce qui est bien entendu normal. Ce sont donc essentiellement les maladies dites multifactorielles, environnementales et les « sans diagnostics » qui constituent notre population qui, de plus, et comme mentionné précédemment, comprend de nombreuses maladies d'une grande rareté et partant de patients isolés. Par ailleurs, il est intéressant de signaler que la fraction « indéterminée et sans diagnostic précis » (28,5 %) correspond bien aux chiffres cités par « Maladies Rares Info Services » dans son rapport d'activités 2017[15].

- **Comment les patients ont-ils contacté RDB ?**
À 213 reprises, le patient prend contact via le site Internet et 187 fois via un proche (parents…), un médecin, un service social… à 12 reprises à peine, ce contact s'est effectué par une autre voie, ce qui confirme la puissance d'Internet.
- **Quelles étaient les prévalences moyennes des maladies rares que présentaient les demandeurs ?**
Entre 1/2000 et 1/10 000 : 30 % ; entre 1/10 000 et 1/100 000 : 55 % ; entre 1/100 000 et 1/1 000 000 : 12,5 % et deux maladies dont la prévalence extrêmement basse n'est pas connue avec certitude.
- **Existait-il une association de patients connue en Belgique au regard de la maladie en question, au moment du contact avec RDB ?**
Oui, dans 30 % des cas et inexistante dans 70 % des cas.
- **Quelles sont les motivations exprimées par les patients ?**
Celles-ci se retrouvent rassemblées sur le tableau 2 reprenant l'ensemble des 61 motivations dans le détail, en caractères gras lorsque cette motivation revient à plus de 10 reprises, en caractères italiques lorsqu'elle est exprimée avec une fréquence comprise entre 1 et 10, et en caractères romains enfin, lorsque la motivation n'est exprimée qu'à une reprise.

Demande d'avis sur le traitement	*Demande de régularisation par l'office des étrangers*
Détresse, parler, au secours	*Question par rapport à la Vierge Noire*
Rencontrer d'autres personnes avec la même affection	*Question par rapport au tribunal*
Avis sur le diagnostic	*Demande de reconnaissance du syndrome*
Explications sur la nature de l'affectation	*Existence d'un dépistage génétique*
Aide financière	*Invitation à la Journée d'information*
Demande d'aide financière et/ou de subsides	*La maladie fait-elle l'objet de recherches ?*
Connaître le vécu d'autres patients	*La maladie est-elle rare ?*
Questions par rapport à la mutuelle	*Prévention*
Obtenir le remboursement du traitement	*Question par rapport à l'INAMI*
Recherche d'associations	*Référence sur le site RDB*

Adhérer à Rare Disorders Belgium	*Rencontre avec RDB*
Recherche d'un spécialiste	Adhérer à Addison ASBL
Demande d'avis sur la génétique de la maladie	Aide pour l'aidant
Aide amicale	Recherche d'un autre cas de la maladie en Belgique
Créer une association	Qui est le conseiller de cette maladie rare en Belgique ?
Demande d'avis sur l'évolution de la maladie	Créer un groupe de travail
Demande mal précisée	Demande sur un article scientifique
Obtenir la notification maladie rare	Exclure un éventuel 22q-
Demande d'avis sur un centre de référence en Belgique	Indication de la maladie, même inconscient
Recherche d'une maison adaptée	Participer à l'étude génomique du CHU
Obtenir le statut de handicapé, une carte parking	Prévention maladie nosocomiale rare
La maladie est-elle reconnue comme rare ?	Publication dans RDB ?
Aide juridique	Recenser d'autres cas
La maladie est-elle sur la liste de RDB ?	Recherche d'un médicament spécifique
Question par rapport aux assurances	Recherche d'un site pour obtenir du matériel adapté
Demande d'avis sur la scolarité	Refus de la mise en prépension
Questions multiples	Travail d'étudiant
Demande de reconnaissance de l'affection comme maladie rare	Sociabiliser le patient

En caractères gras, la motivation invoquée a été relevée à plus de 10 reprises ; en italique, la motivation a été relevée à plus d'une reprise tandis que les restantes ne l'ont été qu'une seule fois.

TABLEAU 2. – Liste par ordre décroissant des principales motivations exprimées par les 412 derniers patients qui ont appelé la helpline.

- **Répartition des consultants en fonction du sexe: 245 femmes et 149 hommes.** Cette donnée n'est pas précisée dans 18 cas. Cet excès très significatif de femmes n'est pas habituel. L'on observe plutôt le contraire dans les maladies génétiques avérées. Une explication pourrait en partie être culturelle, les patientes étant peut-être plus ouvertes et plus promptes à exprimer leur situation tandis que les hommes pourraient être plus réservés à ce sujet. Une autre explication possible pourrait être la fréquence assez élevée, au sein de cette population, de maladies auto-immunes (Sjögren par exemple), qui affecteraient davantage le sexe féminin.

- **Origine de l'appel**

La carte (fig. 5) précise l'origine des appels. Les chiffres mentionnés ne sont pas exhaustifs, mais donnent néanmoins une bonne idée de la répartition de ces appels, province par province.

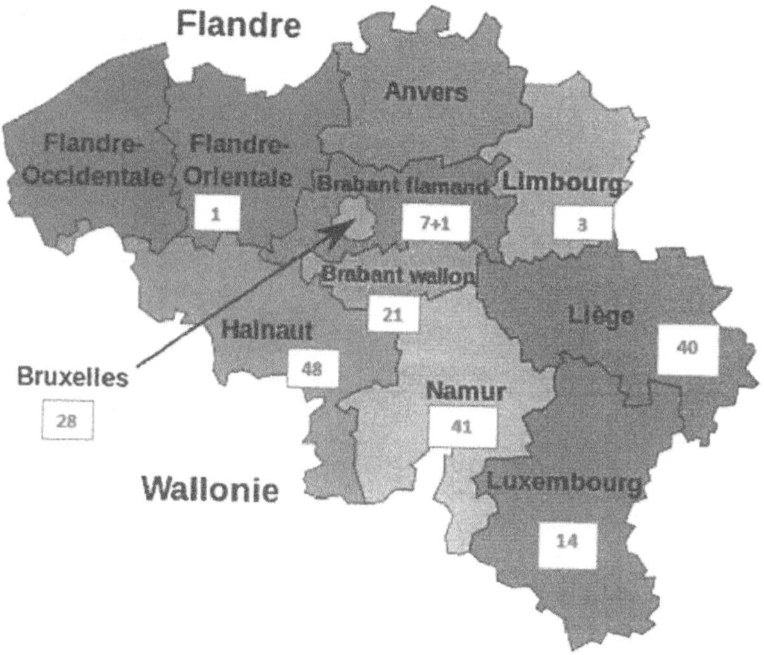

FIGURE 5 – Carte de Belgique montrant la répartition de la provenance des appels les plus récents.

- **Les nationalités**

Il s'agit de Belges dans 77 % des cas, le reste étant constitué de patients en provenance du Grand-Duché de Luxembourg, du Cameroun, du Maroc, de Turquie, de France, d'Algérie et du Congo.

- **L'âge des demandeurs**
  Les tranches d'âge se répartissent de la sorte : de 0 à 6 ans : 11 % ; de 6 à 10 ans : 11 % ; de 10 à 18 ans : 12 % ; de 18 à 50 ans : 39 % ; de 50 à 65 ans : 16,5 % et au-delà de 65 ans : 10,5 %.
- Enfin, le tableau 3 est particulièrement instructif. Il montre que sur cette population de 412 patients, 300 diagnostics différents ont été retenus ! Parmi eux, 256 diagnostics différents n'ont été retenus que chez un seul patient qui mérite donc bien l'appellation de patient isolé ! Les 44 diagnostics différents restants se répartissent sur les 156 patients restants.

256	diagnostics différents, chacun propre à	1 patient	256
30	autres diagnostics différents, chacun attribué à	2 patients	60
4	autres diagnostics différents, chacun attribué à	3 patients	12
2	autres diagnostics différents, chacun attribué à	4 patients	8
1	autre diagnostic attribué à	5 patients	5
3	autres diagnostics différents, chacun attribué à	6 patients	18
1	autre diagnostic attribué à	8 patients	8
2	autres diagnostics différents, chacun attribué à	12 patients	24
1	groupe « diagnostic en cours »	21 patients	21
TOTAL **300**			**412**

TABLEAU 3 – Répartition des 300 diagnostics différents observés au sein d'une population de 412 patients atteints de maladies rares.

2. LE RÔLE MAJEUR DES ASSOCIATIONS DE PATIENTS

2.1. Généralités

Apprendre que l'on est atteint d'une maladie rare avec toutes ses implications est très déstabilisant. La période qui suit l'annonce du diagnostic est très lourde à assumer et dangereuse. Tous celles et ceux qui «sont passés par là» en témoignent et le chemin vers l'acceptation, s'il aboutit un jour..., est semé d'embûches et de dérives. L'impression de solitude est immense. Il arrive souvent qu'une lassitude et qu'une tristesse chronique s'installent, touchant aussi les proches, quitte même, parfois, à devenir transgénérationnelles! Des sentiments de révolte, de frustration et de colère sont fréquents, tenaces et envahissants. La recherche bien humaine d'un coupable est la règle.

Que dire alors lorsqu'un tel diagnostic «tombe» sur votre enfant en rappelant ici que 35% des personnes atteintes d'une maladie rare sont des enfants de tous âges, parfois touchés par la maladie dès la naissance? Le désarroi est alors à son comble et la souffrance morale que cet évènement engendre est éprouvante. Cet état est magistralement exprimé dans ce poème que l'on doit au père d'une enfant atteinte du syndrome de Dravet (Orphanet n° 33069) dont le tableau est celui d'une forme d'épilepsie sévère et assez résistante aux traitements médicamenteux. L'auteur, monsieur Adel Bounif[31], a intitulé ce poème: *Celle qui m'a pris mon enfant: l'épilepsie.*

Équilibre instable

Admettre que son enfant est en situation de handicap,
C'est déjà franchir une première étape.
Une barrière entre deux mondes.
Celui des valides et des invalides.

C'est comme avoir une double vie.
Un jour au soleil, un jour sous la pluie.

Transiter entre ces deux dimensions,
Requiert une certaine adaptation.

Un jour des rires, un jour des pleurs.
Un jour des plaisirs, un jour des malheurs.
Équilibre instable qui ne tient qu'à un fil.
Bonheur fugace et si fragile.

Parcourir un tunnel sans fin.
S'efforcer de vivre au quotidien.

Accepter l'inacceptable.
Vivre avec cette douleur incommensurable.

Faire le deuil infaisable.
Nier cette maladie incurable.
Envisager l'avenir de son enfant avec incertitude.
Espérer qu'il ne connaîtra jamais la solitude.

Faire semblant d'être heureux,
Pour ne pas rendre son enfant malheureux.
Préparer l'avenir de son enfant au fur et à mesure.
Espérer trouver un jour la bonne structure.

Qui pourra l'accueillir sans discrimination,
Qui prendra le relais après notre disparition.
Prendre un aller sans retour.
Sacrifier ses projets par amour.

Mettre de côté sa carrière.
Reconstruire de nouveaux repères.
Mais ne jamais oublier,
Qu'en un instant, tout peut s'écrouler.

Avoir l'impression d'être un passager,
À destination d'un vol long-courrier,
Sans escales pour se reposer,
Sans bagages ni gilet de sécurité.

Vivre avec cette épée de Damoclès,
Plantée dans le cœur d'un père en détresse,
Survivre dans un monde parallèle.
Coincé tel un oiseau sans ailes.

Tout est dit dans ce remarquable témoignage. La détresse quelque peu surmontée, une des solutions sinon la seule est l'acceptation, tant bien que mal, puis le combat face à l'« adversaire », le courage, la détermination et la solidarité. C'est là tout le sens des associations de patients qui, comme souligné précédemment, ont participé à l'émergence d'un nouveau paradigme en médecine, à savoir le *patient empowerment* avec une meilleure collaboration patients – soignants et la prise de conscience du caractère indispensable de cette collaboration avec une possible extension de ce nouveau paradigme à d'autres secteurs de la médecine et de la santé publique.

En 2015 s'est tenu à Toulouse un colloque universitaire[32] au titre évocateur : *Les maladies rares, une voie pour la santé de demain ?*, rassemblant des acteurs de première ligne dans la lutte contre les maladies rares de même que différents experts tels que médecins, juristes, pharmaciens, économistes, etc., et bien entendu les malades et leurs associations. Les travaux de ce colloque allaient bien dans ce sens, à savoir que « les transformations en cours font de la lutte et de la prise en charge des maladies rares un modèle à venir pour la médecine et la santé du futur ! »

2.2. EURORDIS et ses satellites

Après les États-Unis, l'Europe a suivi le mouvement et c'est EURORDIS (*European organization for rare diseases*), alliance unique regroupant actuellement plus de 800 associations de patients, qui chapeaute l'ensemble des actions et des initiatives en faveur des maladies rares avec un commun dénominateur : améliorer le quotidien des innombrables patients vivant avec une maladie rare en Europe principalement, mais ailleurs aussi. Le point de départ de cette remarquable organisation est français. C'est en effet en 2001 qu'à Paris et pour rappel, dans les murs de l'hôpital Broussais et sous l'impulsion de l'AFM, une plateforme est créée regroupant l'Alliance française maladies rares, EURORDIS, Téléthon, Orphanet, «MRIS ou Maladies Rares Info Services» et le GIS, acronyme de groupement d'intérêt scientifique pour les maladies rares.

Au sein de ce «bastion», les entités décrites gardent toute leur autonomie. À ce titre, EURORDIS mène une série impressionnante d'actions, dont la promotion et la coordination de plans nationaux. L'application locale de ces plans est variable et hétérogène et les pays concernés réagissent à cet appel de façon plus ou moins rapide et décidée en fonction de leurs spécificités et... de leurs moyens.

En Belgique, la «voix unique» des patients est officiellement représentée par RaDiOrg (*Rare diseases organization*)[30] qui rassemble sous sa houlette plus de 75 associations de patients ainsi que de nombreux patients dits isolés dont la maladie est à ce point rare qu'il n'y a que peu ou pas du tout d'autres représentants belges, sans compter celles et ceux sans diagnostic. Les objectifs et les actions de RaDiOrg de même que son fonctionnement correspondent aux normes proposées par EURORDIS.

Comme signalé plus haut, une autre association faîtière belge dénommée «Rare Disorders Belgium» ou RDB[29] a vu le jour dès 2001. Au fil du temps, elle a davantage concentré son action en région francophone; il va de soi qu'elle collabore avec RaDiOrg en notant que ses principales actions sont l'aide sur le terrain dans le cadre de ce qui a été qualifié de «*helpline plus*» et le soutien de quelques dizaines d'associations, de même que la création de plusieurs d'entre elles.

2.3. Le monde des associations: réflexions

2.3.1. Le monde associatif vu de l'extérieur

L'intérêt pour les maladies rares est, ainsi que souligné précédemment, assez récent alors qu'elles font partie intégrante des pathologies humaines depuis la nuit des temps et que leur impact en santé publique est majeur.

En deux à trois décennies à peine, l'on passe, pour ce qui concerne leur prise en charge, de la préhistoire à ce que sera probablement la médecine de demain. La mobilisation à leur encontre est impressionnante et les parties prenantes dans ce combat sont très et peut-être trop nombreuses, au point de sembler manquer parfois de coordination et de souffrir par moments de redondance.

Ce reproche ne peut certes pas être fait aux associations de patients pour qui le temps presse et où tous les moyens possibles sont mis en œuvre pour aider leurs affiliés, mais aussi pour recueillir des fonds en vue d'aider la recherche sur la maladie qui les concerne. Citons à cet égard l'exemple d'une fondation américaine qui, afin de subsidier la recherche sur le syndrome de Prader-Willi, récolte annuellement pas moins de 1 million de dollars, ce qui n'est pas rien…, grâce à de « banales » actions apparemment anodines et festives comme des fancy-fairs, des tombolas, des galas ou des marches parrainées.

En outre, elles ne se contentent pas de recueillir des fonds ; elles veulent aussi être d'authentiques expertes des maladies qu'elles représentent et elles mettent un point d'honneur à s'intéresser de près aux programmes de recherche qu'elles suscitent et subsidient et… à leurs résultats ! Enfin, elles demandent d'avoir un droit de regard sur l'évaluation des technologies de la santé en général (*health technology assessment*) dont celles des médicaments, de la prévention, du diagnostic, du traitement.

Des dérives potentielles ne sont pas à écarter comme, ainsi que le souligne F. Besnier citée par M. Tauber[33], « le danger, avec la connaissance acquise et les parcours de soins que nous proposent les professionnels, [c'est] de nous transformer en soignants nous-mêmes, de confondre notre rôle de parent avec celui de soignant » et ce reproche qui pourrait être fait à l'encontre des associations d'en faire trop et de sortir de leur rôle. Ce reproche est-il justifié ? Ce n'est pas du tout évident vu le contexte de l'immédiateté et de la réactivité dont il faut actuellement faire preuve et, à l'opposé, l'errance que chacun condamne.

Le cas, par exemple – maintes fois vécu – de parents totalement désemparés, car le diagnostic d'une maladie rare et grave vient de tomber sur la tête de leur enfant. Le réflexe de ces parents sera de se précipiter sur Internet et de collecter toutes les informations possibles sur la maladie qui affecte leur enfant, et ce, sans balise, convaincus qu'ils sont que, puisque c'est « sur Internet », c'est la Vérité, alors que l'on sait pertinemment bien que l'on y trouve tout et son contraire.

Peut-on reprocher aux associations que, dans de telles circonstances, elles, qui ont l'expertise de la maladie en question, semblent sortir de leur rôle en écoutant, en soutenant et en conseillant ces parents tout en respectant le rôle unique du médecin de proximité ? Peut-on aussi reprocher à ces associations d'informer les patients sur l'« histoire naturelle », c'est-à-dire sur l'évolution probable de la maladie en question, de leur prodiguer des conseils, de les mettre en garde par rapport à certains traitements « miraculeux », et ce, toujours en fonction de leur propre expérience et en synergie avec les soignants ? Peut-on leur reprocher de se réunir, de publier des documents et des supports d'information ô combien utiles ?

Plus tard, peut-on aussi leur reprocher de guider patients et proches lors de la « terrible » transition de l'enfance vers l'adolescence et de celle-ci vers l'âge adulte, passant ainsi d'une période où presque tout est prévu à cette autre où presque rien n'est encore fait… Peut-on enfin leur reprocher de trouver des fonds en vue de la recherche concernant la maladie qu'elles représentent et d'exiger un droit de regard sur le décours de ces recherches ? En fait et en bref, peut-on leur reprocher quoi que ce soit dès lors qu'il s'agit de tout mettre en œuvre pour gagner du temps et espérer trouver le traitement de la maladie qui les taraude, eux ou leurs enfants ?

2.3.2. Le monde associatif vu de l'intérieur

L'histoire d'une association n'est jamais un parcours sans obstacle ni un long fleuve tranquille ! Il convient de réaliser que les concepteurs-créateurs ont eux-mêmes un parcours très douloureux et ont été, eux aussi, frappés de plein fouet par une maladie rare, que ce soit pour eux-mêmes ou pour un membre de leur famille, leur enfant par exemple. Ils savent donc de quoi il ressort et sont de ce fait crédibles tout en ayant acquis un savoir-faire irremplaçable. Il convient aussi de réaliser et de rappeler qu'avant de se lancer dans l'aventure d'une association, ils ont dû, eux aussi, endurer le diagnostic et ses conséquences, l'isolement, les interrogations, la stigmatisation... ce qui entraîne chez eux le besoin presque vital de dialoguer avec d'autres qui vivent leur expérience et ce qui décuple leur détermination à se battre. L'on peut résumer la situation en citant C. Huyard[34]: « L'expérience de la rareté et de l'isolement se traduit par une quête du collectif (association). »

Ces associations de patients sont très nombreuses et le sont de plus en plus, eu égard au nombre de maladies rares qui, lui, ne cesse de croître. Il y a les « grosses cylindrées » regroupant les patients atteints des maladies les « plus fréquentes parmi les rares » comme la mucoviscidose, tandis que d'autres regroupent plusieurs maladies ayant des symptômes en commun comme les maladies neuromusculaires ou les maladies métaboliques. Certaines de ces associations sont impressionnantes par leur dynamisme, leur efficacité et leurs moyens. D'autres, plus modestes, font plus que l'impossible pour survivre, sans oublier les cas isolés et les « sans diagnostic », ces deux derniers groupes constituant un véritable problème corrigé en partie par un appel à la collaboration internationale via Internet une fois de plus, et le recours aux forums.

D'après les travaux de C. Huyard cependant, il est intéressant de relever que le fonctionnement de ces associations et ce qui fait leur ciment ne semble pas particulièrement lié à leur taille et encore moins à la nature des affections concernées, mais à... la composition de l'équipe dirigeante! Enfin, une autre observation étonnante à première vue, mais très humaine, qui ressort des travaux de cette chercheuse est qu'entre associations, le modèle « un pour tous » à visée inter-associative et solidaire n'est pas toujours au rendez-vous. Il est même largement minoritaire, ce qui relève très certainement d'un souhait de discrétion de la part des patients.

Comme on peut le constater, une association de patients atteints de maladies rares n'est pas simple à gérer ni exempte de fragilité, ce qui est tout à son honneur, car profondément humaine; après l'enthousiasme du début peut s'installer assez rapidement une certaine lassitude et même de l'épuisement. C'est pourquoi, lors de la création d'une association, il conviendra de veiller à une certaine pluralité en y intégrant, outre la structure classique président, vice-président, trésorier, les patients et leurs familles, aussi, par exemple, des soignants, des assistants sociaux, des chercheurs, des juristes, psychologues, sociologues et pourquoi pas de simples citoyens, jeunes et moins jeunes, le tout dans le but de maintenir la cohésion et de veiller au moral des troupes !

2.3.3. Un exemple, un témoignage : de la genèse d'une nouvelle association « Addison Café »

Comment se pense et se crée une nouvelle association de patients atteints d'une maladie rare ? Afin de coller au mieux à la réalité, il nous a semblé judicieux de demander à son président-fondateur, monsieur Yvan Lattenist, président aussi de Rare Disorders Belgium, de nous conter la remarquable aventure de la genèse d'« Addison Café », association belge dédiée aux patients atteints de la maladie d'Addison. Il s'agissait là d'une opportunité précieuse et rare que, pour le bien du lecteur, nous n'avons pas voulu laisser passer !

Préambule

« Du cochon ou de la poule, dans l'omelette au lard… quel est celui qui est le plus impliqué ? » Assurément, dira-t-on, c'est le cochon ! Car, lorsque l'omelette est cuite, lui n'est plus ; contrairement à la poule qui n'a fait que perdre un des nombreux œufs qu'elle a pondus.

De même, dans la maladie, du patient ou de n'importe lequel des acteurs qui gravitent autour de lui (le corps médical, les hôpitaux, l'industrie pharmaceutique, les mutuelles, l'INAMI et toutes les autres instances fédérales ou régionales responsables des soins de santé dans notre pays ou ailleurs…) c'est bien le malade qui est concerné au plus haut point… car c'est son existence à lui qui est en jeu ! Or, est-ce bien lui qui est le plus pris en compte dans tous les processus relatifs aux soins de santé ? Probablement pas suffisamment, comme le mettait en évidence une conférence, organisée à Bruxelles les 22 & 23 février 2017 par EURORDIS[35]. Le titre déjà en était éloquent: «*Multi-Stakeholder Symposium on Improving Patient Access to Rare Disease Therapies*[36]». Beaucoup de parties prenantes donc, qui ont toutes leurs intérêts à défendre; mais quelle place pour le malade lui-même?

S'il est un moyen de donner la parole aux malades, c'est bien celui des associations de patients dans lesquelles ils peuvent trouver voix au chapitre et, surtout, se prendre en charge eux-mêmes, autant que faire se peut, appliquant la tendance très actuelle, prônée d'ailleurs par des directives européennes, de *patient empowerment*[37].

Cette «prise en charge par le patient lui-même» a d'autant plus d'importance dans le domaine des maladies rares, comme nous allons tenter de le montrer en vous présentant ici l'association qui fut fondée en 2016 par un Addisonnien lui-même, auteur du présent texte.

Ce témoignage présentera comment l'association «Addison Café» est née, comment elle a pu croître et quelle dimension elle a prise à ce jour, pour finir par expliquer ce qu'elle apporte à ses membres, tous atteints de la maladie d'Addison, qu'elle soit primaire, d'origine auto-immune, ou secondaire, consécutive à une autre maladie.

1. *Origine de l'association*

Ayant été moi-même diagnostiqué malade d'Addison en 1987, je connaissais cette maladie depuis de nombreuses années lorsque je décidai, dans le courant de l'année 2015, de lancer une association de patients. Cette décision fut très tôt alimentée par les intéressantes conversations que j'ai pu avoir alors avec le Prof. em. Yves Gillerot, conseiller scientifique auprès de RDB[38].

L'autre élément qui fonda ma détermination est le fait que je subissais depuis 2013 les effets d'une autre pathologie, la PPR (Pseudo Polyarthrite Rhizomélique). Assez rare également, mais, surtout, bien plus douloureuse en période de crise que la maladie d'Addison, cette affection fut traitée par des doses quotidiennes de Prednisolone®, sur une période qui s'étala sur deux ans et demi, des rechutes m'ayant obligé à corriger le schéma dégressif à deux reprises. Je me trouvais dans une situation assez désespérée: pour sortir de l'angoisse que provoquait la peur des effets cumulés de différents corticoïdes, sur une aussi longue période, j'aurais souhaité rencontrer un pair avec qui échanger concernant mon vécu de patient atteint de deux maladies rares à la fois.

2. Soutien de départ

Le projet de fonder une association prit réellement forme lors d'une de mes consultations en endocrinologie à l'hôpital St-Luc. Lorsque j'y fis part de mes idées au professeur en charge de ce service, il se proposa spontanément d'écrire un courrier à ses patients Addisonniens, en vue de les informer de mon action et de son support en faveur de mon initiative. En les invitant à prendre contact avec moi, de leur propre initiative, il trouvait une solution pour rassembler des adhérents sans pour autant rompre le secret médical. Son rôle fut ainsi des plus précieux au début du projet; de plus, son support resta indéfectible tout au long de cette première année, notamment lorsqu'il proposa à deux de ses collègues, dans d'autres universités francophones, ULB et ULG, de mener une action de promotion similaire à la sienne auprès de leurs propres patients. Une quinzaine de personnes, toutes malades d'Addison, se signalèrent ainsi dans le courant du premier semestre 2016, devenant le noyau d'un groupe qui compte aujourd'hui trente-cinq membres (cf. annexe: actions menées et schéma d'évolution du nombre de membres).

3. De la première réunion plénière aux réunions régionales

Huit patients participèrent à la session inaugurale qui se tint durant la matinée du samedi 21 mai 2016, soit près de la moitié des membres inscrits, tous les autres étant excusés pour des raisons de disponibilité ou de distance. Un succès évident qui se confirma encore autour du sympathique repas qui réunit ceux qui en avaient la possibilité à l'issue de la réunion formelle. Rendez-vous fut pris de suite pour une deuxième réunion plénière, au mois d'octobre, à l'agenda de laquelle figurait, outre la présentation de nouveaux membres espérés, un exposé plus technique au cours duquel un scientifique nous présenta les enjeux d'une bonne adaptation des dosages d'hydrocortisone au niveau de stress quotidien.

Signe de la flexibilité de la jeune association qui vit « par ses membres, pour ses membres », il fut spontanément proposé aux patients de venir accompagnés d'un proche désireux d'en apprendre plus sur la maladie d'Addison et sur ses implications sur le vécu du patient. C'est ainsi que l'on compta, à la rencontre du 29 octobre 2016, outre onze Addisonniens (et non pas les mêmes que ceux qui étaient présents à la session du mois de mai !), une douzaine de personnes proches : époux, parents, amie... une des membres se fit même accompagner par son médecin traitant ! L'idée de ne pas venir seul, spontanée chez certains dès le début, s'est ainsi vite officialisée, puisque les proches sont maintenant systématiquement invités à toutes nos réunions. Au point qu'il est même prévu de leur dédier explicitement le thème et l'agenda d'une de nos proches sessions...

Par ailleurs, il fut très vite constaté que la distance jusqu'à Bruxelles et le manque de disponibilité durant le week-end constituaient pour certains deux véritables obstacles à leur participation aux réunions. De plus, vu la taille croissante de notre groupe (fig. 6), l'accueil des nouveaux membres devenait de plus en plus difficile au sein d'une assemblée constituée de plus de vingt personnes, se connaissant déjà très bien par des rencontres antérieures. Intégrer de nouveaux patients, parfois timides ou parlant plus difficilement de leur propre situation dans un groupe déjà établi, requérait une structure plus petite, plus conviviale : c'est ainsi que des rencontres régionales virent le jour, organisées de manière beaucoup moins formelle, à Bruxelles et dans la région liégeoise (respectivement le 10 janvier et le 10 février 2017[39]). Comptant respectivement, à Bruxelles et à Spa, six participants (dont quatre nouveaux membres), et huit participants (dont deux nouveaux), ces structures plus conviviales conviennent bien mieux pour permettre aux nouveaux membres de se sentir accueillis et de se présenter, exercice toujours délicat et assez stressant, même si cela se fait en toute liberté et avec toute la pudeur requise.

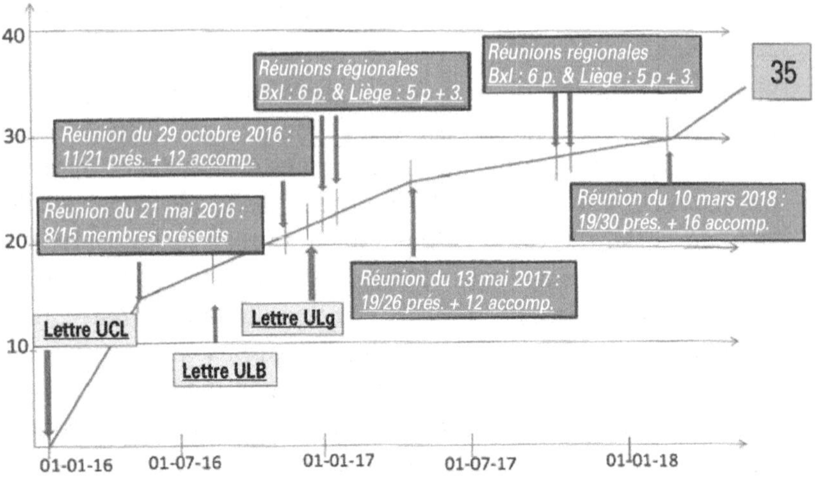

FIGURE 6 – Évolution du nombre de patients inscrits (35 en octobre 2018) à Addison Café.

Il est amusant de noter que ces sessions régionales ont tout naturellement pris le nom d'« Addison Café », appellation qui a été adoptée de suite pour l'association elle-même : c'est dire à quel point la convivialité est au cœur de nos préoccupations !

4. Liste de membres de l'association « Addison Café »

Un simple coup d'œil sur une liste, partielle, des membres de l'association permet de constater qu'aucune statistique n'a (encore ?) de sens. Les adhérents à notre association présentent en effet une importante hétérogénéité : en termes d'âge, de moment où leur pathologie a été diagnostiquée, de dosage des différents médicaments et, surtout, de maladies associées à leur Addison (même si le tableau ci-dessous révèle bien les liens prévisibles avec des maladies de Cushing, des troubles de la thyroïde et, évidemment, des cancers sous diverses formes).

	Pseudo-nyme	Sexe	Âge actuel	Durée mala-die	HC	FC	Assiduité réunions	Pathologies associées et autres remarques, reprises dans les termes du patient
1.	Françoise	F	69	39	37,5	150	xxx	
2.	Katia	F	44	15	25	100	xx	Lupus ; HC = 10 + 7,5 + 5 + 2,5
3.	Pierre	M	50	5	20	125	xxx	adrénoleucodystrophie ; HC = 20 + 5 récemment (test 2 ans de « médoc retard »)
4.	Bernadette	F	55	13	35	220	xxx	thyroïde ; rechutes régulières ; HC = 20 + 10 + 5 ; réactions au froid
5.	Paula	F	53	10	22,5	275	xx	Hashimoto ; impact stress psychologique ; HC = 10 + 7,5 + 5
6.	Carine	F	38	5	20	75	xxx	HC = 12,5 + 5 + 2,5
7.	Marie	F	27	7	27,5	150	xxx	Cushing avec adénome hypophysaire ; surrénalectomie bilatérale, HC = 12,5 + 10 + 5
8.	Claudine	F	62	7	17,5	150	xxx	Cushing avec cancer deux surrénales ; surrénalectomie bilatérale ; HC = 10 + 5 + 2,5
9.	Claude	M	39	15	25	120	x	sportif, contrebassiste, patro... ; HC en deux prises par jour
10.	Noël	M	67	45	?	?	x	fils également diagnostiqué Addison à 17 ans (OK moyennant médocs)
11.	Manon	F	28	13	?	?	x	Addison secondaire, atrophie des glandes surrénales dès la naissance
12.	Léane	F	37	8	?	?	xxx	Cushing agressif, ablation des surrénales, radiothérapie, nécrose hypophyse
13.	Yvon	M	29	10	?	?	x	
14.	Bénédicte	F	64	32	20	125	xxx	2 crises nocturnes avec coma ==> HC = 15 + 5 mg le soir ; adepte de résilience
15.	Daniéla	F	53	15	15	150	xxx	Cushing ; ablation surrénale, mais adénome hypophysaire ; DHEA
16.	Sophie	F	66	48	7	0	xxx	Cushing ; ablation des 2 surrénales ; thyroïde ==> arrêt DHEA, car cancer du sein
17.	Angélique	F	29	3	15	125	xx	sclérodermie à 18 ans ; impact de stress psychologique
18.	Bobette	F	57	10	25	125	xx	cancer il y a 11 ans, traitement tuant surrénales, métastases continuent : troubles neuro

19.	Jean	M	35	4	27,5	150	xx	auto-immunité Addison & thyroïde ; traitement L-Thyroxine 150 ; HC = 15 + 7,5 + 5
20.	Thierry	M	44	10	40	100	xx	Cushing ; Hashimoto ; Crohn ; iléite ; auto-immunité organes, thyroïde et surrénales ; diabète
21.	Patrice	M	43	31	40	150	xxx	diabète récent, générant intérêt pour association ; HC = 20 + 20 (récemment 20 + 10)
22.	Prince	M	56	1	45	100	x	thyroïde ==> L-thyroxine 75 mg ; HC = 30 + 10 + 5
23.	Kristelle	F						récente
24.	Ingrid	F						transfert récent de RaDiOrg
25.	Yves	M	55	29	25	125	xxx	auto-immunité ; PPR ; HC = 20 + 5 (+5 parfois, en hiver) ; hypersensibilité au froid

TABLEAU 4 – Liste des membres d'Addison café et leurs maladies liées.

Il y a donc bien lieu de tenir compte soigneusement de ces différences à tout moment lors de nos échanges. Cependant, l'on constate que cette hétérogénéité au sein de l'association est loin d'être une limite à nos échanges : elle est en effet plutôt une force, chacun y étant fondamentalement reconnu dans sa différence par rapport au dénominateur commun qu'est notre « état » d'Addisonnien.

5. *L'expérience au sein de l'association de la notion de « malade-expert »*

Un des éléments les plus en vogue dans la manière d'envisager actuellement l'évolution des soins de santé (de manière tout à fait pertinente à nos yeux !) est le concept de « malade-expert ». Les associations de patients, telles qu'Addison Café, en offrent une opportunité de mise en œuvre particulièrement pragmatique, comme nous allons le montrer ici.

Nous utiliserons comme exemple un cas vécu au cours de la période estivale de 2018, marquée par une canicule dont les effets sur les personnes malades, en général, ne sont pas négligeables.

Pour les patients souffrant de la maladie d'Addison, les trop fortes chaleurs ont également un impact important puisqu'il s'agit bien d'un réel stress physique, auquel leur organisme ne peut répondre naturellement. Cependant, il ne s'agit pas de simplement « doubler ou tripler les dosages habituels », comme c'est le cas pour contrer des infections ou d'autres situations aiguës.

Dans le cas que nous prendrons comme illustration, un patient avait posté un message sur le forum Internet de l'association, se posant la question de savoir comment adapter ses dosages en cas de fortes chaleurs durant plusieurs jours, voire plusieurs semaines. Cette personne, atteinte donc de la maladie d'Addison, y rapportait « *avoir augmenté son hydrocortisone de 10 mg et sa fludrocortisone de 50 mg* » (il fallait bien évidemment comprendre 50 microgrammes !, par rapport à un dosage habituel de 125 micros, dose de substitution « normale »).

Il demandait ainsi un avis concernant ces deux mesures d'adaptation de ses doses quotidiennes de médicaments de substitution (nous ne nous permettrons pas ici de traiter le sujet de savoir pourquoi il ne pose pas plutôt la question à son médecin…).

Réponse immédiate de l'un des membres de l'association sur le forum, que je cite ici :

> « Bonjour à tous !
>
> Géniaux ces échanges concernant des moments difficiles, tels que ceux dans cette période de canicule de longue durée. Je me permets cependant de vous mettre en garde concernant de telles mises au point de dosages à court terme, en me basant sur mon expérience depuis… 1987 ! À savoir :
>
> 1. chez moi, modifier la fludrocortisone n'a pas d'effet à court terme, mais plutôt quelques semaines plus tard, de quatre à six : je me pose donc des questions concernant la pertinence de ce changement (d'autant plus qu'il s'agit ici de 50 microgrammes !)…
> 2.… mais aussi du délai de retour ultérieur à la normale, une fois les jours difficiles passés, sachant l'effet de la fludrocortisone sur la tension artérielle…
> 3. d'autant plus que l'hypertension empêche de dormir, alors que le repos est difficile et reste essentiel en cette période !

> Conclusion : je préfère adapter seulement les doses d'hydrocortisone, l'effet étant immédiat
> – en y ajoutant 5 ou 10 mg, voire plus si besoin, mais sans paniquer (une douche fraîche, si possible, est bien plus efficace encore) ;
> – à prendre à 13h, voire 16h au plus tard, en vue d'éviter les insomnies...
> Espérant que ceci vous aide à passer cette période difficile pour chacun de nous. »

Une autre membre du forum a d'ailleurs de suite réagi, en ajoutant à cet échange une contribution, elle aussi très appropriée, que je reprends ci-dessous :

« Personnellement, je prends chaque jour 50 microgrammes de fludrocortisone et, lors de grosses chaleurs, je ne change rien, mais je mange salé, des chips ;-)
ou je bois une boisson aux électrolytes, type Aquarius® ou Vichy Célestins®. C'est un conseil de mes deux endocrinologues et je vous avoue que cela me convient très bien. À vous de voir ;-)
Bonnes vacances ! »

Sans commentaire !

6. Les apports de l'association Addison Café pour ses membres

L'élément le plus important, venant le plus spontanément à l'esprit lorsque l'on pose aux membres la question de savoir ce qu'ils retirent de l'association de patients, est : « *sortir de son isolement, rencontrer des pairs qui connaissent la même maladie et ses difficultés, échanger concernant notre quotidien et partager nos recettes pour vivre la maladie de manière moins pénible* ».

La maladie d'Addison a cette particularité que, en dehors des crises d'insuffisance surrénalienne aiguë, ainsi que des moments de faiblesse liés à des périodes de stress plus intense, elle n'apparaît pas, dans la plupart des cas, sur nos visages. Notre détresse n'est donc pas visible aux yeux des personnes que nous côtoyons, qui nous prennent d'ailleurs parfois pour des tire-au-flanc... quand ce ne sont pas des insultes ou des menaces que nous lancent employeurs, médecins-conseils et autres agresseurs professionnels. Qui plus est, la question de l'impact des stress émotionnels, positifs ou négatifs d'ailleurs (les deuils, par exemple, mais aussi les grandes joies telles qu'une naissance) ne fait pas l'unanimité dans le corps médical, alors qu'elle nous paraît évidente à nous. De là à passer pour des malades mentaux...

Tels sont les sujets dont il est bon de discuter entre nous, non pas dans un esprit de complainte de groupe ni de consolation mutuelle, mais dans une mentalité positive: prendre pleine conscience de notre état et y faire face avec toute l'assistance disponible au sein du groupe, notamment le soutien psychologique de nos pairs.

L'autre volet principal de nos discussions porte sur l'important sujet des dosages en corticoïdes de substitution. La principale question, fondamentale et néanmoins très délicate à gérer, est celle de l'adaptation des doses de base à la situation quotidienne, en l'absence de mécanismes de régulation naturels (ACTH). Il est apparu que, de manière étonnante pour les plus avertis, tous les membres ne savent pas que des adaptations sont requises selon les niveaux de stress. D'autre part, il nous semble pouvoir constater un plus grand besoin et une plus grande sensibilité à ces adaptations chez les patients plus âgés: les plus jeunes réussissent plus efficacement à «faire le gros dos» avec succès, alors que les aînés, eux, se construisent parfois des stratégies très élaborées, allant jusqu'à étaler leur dosage quotidien en quatre prises réparties de manière très précise dans le courant de la journée. Chacun a donc ses «trucs et ficelles»... qui valent la peine d'être partagés!

C'est ainsi que, au cours de chacune de nos rencontres, il est fait allusion à cette expérience commune à beaucoup d'Addisonniens, que le docteur Valérie Foussier appelle le «déni positif»:

«Bien vivre grâce à son insuffisance surrénale [... ce sentiment] bien connu de ceux qui prennent soin de leur santé, qui sont enrubannés d'un état mental optimiste et n'oublient pas les précautions indispensables pour assurer leur sécurité [...] Ils écartent [ainsi] tout ce qui ronge l'envie de vivre[40].»

Certains, et ce n'est pas rare, en arrivent même à « remercier le Ciel pour cette maladie qui nous fait comprendre chaque jour combien la vie est précieuse et belle. » Paradoxe incompréhensible sans doute pour beaucoup de bien portants !

7. *Perspectives*

Comme l'indique le nom même de notre association, Addison Café (c'est aussi un clin d'œil au film portant le titre de *Bagdad Café*[41]), nous ne sommes pas un groupe ou un espace virtuel, en contact uniquement par les technologies de communication modernes : nous sommes un « LIEU », dans tous les sens positifs du mot.

À ce titre, nous tenons avant tout à notre ancrage « physique » : la fréquence des réunions plénières est maintenant devenue annuelle, prenant chaque printemps les allures d'une mini-assemblée générale ; les réunions régionales, par contre, maintenant bien ancrées dans une atmosphère automnale, sont particulièrement propices à maintenir le tissu relationnel qui fait notre force, étant par ailleurs aussi bien plus faciles à organiser. Ce sont donc ces deux types de réunions qui resteront le fondement de notre association, même si nous ne manquerons pas de mettre en œuvre des outils de communication tels que forums ou blogs, pages Facebook et autres réseaux sociaux… mais seulement si le besoin s'en fait réellement sentir, par exemple pour accroître notre visibilité, y compris au niveau international.

À ce propos, il est utile de signaler que nous avons déjà développé de nombreux liens à l'international avec nos associations-sœurs en France[42], au Royaume-Uni[43] et en Espagne ; d'autres sont en cours de construction avec l'Allemagne, le Danemark et même les États-Unis. Car « la maladie d'Addison est certes rare, mais les malades sont nombreux[44] », d'autant plus évidemment que l'on envisage un territoire plus large que notre seul pays ou petite région. Ce n'est donc qu'en travaillant à une plus grande échelle que pourront surgir de nouvelles opportunités, y compris pour le monde scientifique !

3. EN QUELQUES LIGNES

Les difficultés qu'engendrent les maladies rares dans la vie de tous les jours sont considérables et relatées par la totalité des patients. Comment les résoudre ou, au moins, les atténuer? Il y a les aides de première ligne comme la «*helpline*», qui est une sorte de télé-accueil gratuit dédié aux patients atteints de maladies rares et à leurs familles. En Belgique, nous avons quelque peu élargi ce concept à la notion de ce que nous avons appelé *helpline* «+», gratuit également, qui assure un suivi des conseils et des pistes initialement prodigués aux patients lors du premier contact. Ce suivi se base sur un protocole éprouvé répondant aux principales attentes des demandeurs, qu'elles soient d'ordre psychologique, administratif, juridique, financier,...

Ce concept répond à celui de coordinateur de soins tel que préconisé par le Plan belge contre les maladies rares. Outre cette aide de première ligne, il y a évidemment lieu de s'en référer aussi au savoir-faire d'EURORDIS et à celui des associations de patients qui jouent, à cet égard, un rôle majeur et irremplaçable.

4

Recherche dans les maladies rares

1. GÉNÉRALITÉS : LES PATIENTS ET LEURS ASSOCIATIONS

Les patients et leurs associations sont, l'on s'en doute, particulièrement intéressés et concernés par tous les aspects de la recherche dans le domaine des maladies rares, la plupart d'entre elles n'ayant pas de traitement causal malgré les avancées spectaculaires de la génétique et de la génomique.

Parallèlement à cet intérêt croissant, il se fait que certains médicaments-vedettes en médecine de maladies plus communes, ayant connu leur heure de gloire en termes d'efficacité, mais aussi de marché, deviennent moins intéressants pour l'industrie, car les brevets qui les protégeaient tombent tous, petit à petit, dans le domaine public. De plus, les molécules vraiment neuves n'étant pas légion, les maladies rares deviennent un véritable terreau pour l'industrie pharmaceutique. Il y a bien entendu les coûts colossaux liés à de tels investissements, mais, à la suite d'âpres discussions et grâce à divers incitants très avantageux accordés par l'Europe, il s'avère qu'un certain retour sur investissement est désormais possible de sorte qu'un nombre croissant de médicaments orphelins voient le jour.

De plus, une sorte de dynamique « win-win » s'est progressivement installée entre les patients et leurs associations d'une part et l'industrie de l'autre. En effet, s'il est vrai que les associations sont très demandeuses de médicaments orphelins, elles sont tout autant indispensables aux industriels, car elles sont les seules à pouvoir leur fournir des données très précieuses et introuvables comme celles de l'histoire naturelle de la maladie, de ses complications, de son hétérogénéité, etc. De plus, étant « au four et au moulin », elles sont en mesure de solliciter la collaboration de patients en vue d'éventuels essais cliniques, le tout étant bien entendu strictement balisé sur les plans de l'éthique, de la confidentialité, du suivi clinique et de la sécurité. Un tel partenariat s'inscrit dans ce nouveau paradigme évoqué ailleurs, dans lequel les malades et leurs associations sont parties prenantes dans ce « contrat » qu'il leur arrive même de financer ne fût-ce que partiellement et de ce fait d'avoir un droit de regard et plus… sur l'état d'avancement de la recherche en cours.

2. EXEMPLES PRATIQUES : RECHERCHE ET « SÉRENPIDITÉ »

Par ailleurs, il se fait que ces recherches peuvent avoir des conséquences inattendues, par exemple sur le traitement d'autres maladies beaucoup plus communes et fréquentes, ce qui, pour les patients et leurs associations, constitue un motif de valorisation de leur combat et de légitime fierté. Cette situation n'est pas éloignée du concept de « sérendipité » où une recherche orientée dans telle direction, comme le traitement d'une maladie rare, aboutit à une découverte ou, plus modestement, à une piste totalement inattendue. Signalons à cet égard les recherches de N. Lévy[45] sur la progéria, maladie héréditaire d'une très grande rareté (Orphanet n° 740) qui s'accompagne, dès le plus jeune âge, de symptômes très impressionnants de vieillissement précoce dont une artériosclérose sévère poussant à mettre ces petits patients sous hypocholestérolémiants (statines).

Cette maladie est due à des mutations survenant dans le gène LMNA codant pour la laminine A, entraînant certaines modifications et dégâts au sein des cellules, comparables à ceux que l'on observe dans le vieillissement normal et physiologique, mais dans la progéria de façon très avancée, ce qui donne une symptomatologie très sévère ! De façon singulière, cette maladie très rare affectant le jeune enfant permet donc une approche moléculaire du vieillissement avec, à la clé, certaines perspectives thérapeutiques. Mais il y a encore plus… car ces recherches sur les mutations du gène de la laminine pourraient aussi avoir des répercussions dans le traitement du... sida.

Un autre exemple, très récent, est celui de la rapamycine encore appelée sirolimus ou Rapamune® qui appartient à la catégorie des immunomodulateurs apparentés à la ciclosporine utilisée en oncologie, mais aussi dans les transplantations d'organes. Ce médicament dont l'action est connue depuis des décennies[16] vient de trouver une autre indication inattendue grâce aux travaux menés par l'équipe belge du professeur Vikkula. Il s'est en effet avéré qu'outre ses indications classiques, ce médicament pouvait dorénavant être administré chez les patients souffrant d'anomalies vasculaires congénitales. Ces anomalies concernant principalement les systèmes veineux et lymphatiques peuvent se développer un peu partout dans l'organisme, mais principalement sur la peau, dans les poumons et le cerveau. Elles engendrent, pour la plupart, une altération importante de la qualité de vie non seulement sur le plan esthétique, mais aussi à la suite de la douleur chronique parfois intolérable qu'elles engendrent et des saignements qu'elles peuvent causer.

Cette équipe a non seulement identifié le gène responsable et ses mutations qui sont, pour la plupart somatiques, c'est-à-dire non héréditaires. Par des études très rigoureuses utilisant des modèles animaux dont le *zebrafish*, cette équipe a pu montrer que la rapamycine utilisée principalement en oncologie pouvait aussi, et de façon spectaculaire, freiner l'évolution de ces malformations vasculaires et de leurs complications, dont la douleur principalement.

3. EN QUELQUES LIGNES

Les maladies rares constituent un véritable terreau pour la recherche biomédicale mais aussi clinique. Elle revêt plusieurs aspects comme celui de la recherche effectuée à des fins diagnostiques sur des échantillons biologiques provenant de patients atteints de maladies rares. Elle peut aussi être clinique et s'intéresser davantage à des données telles que les antécédents héréditaires des patients, la corrélation entre leur génotype et leur phénotype et l'histoire naturelle de leurs maladies. Elle s'attelle aussi à la découverte de nouvelles molécules susceptibles soit de guérir telle maladie soit d'en atténuer les symptômes. Il arrive aussi que la recherche aboutisse à la « redécouverte » d'anciennes molécules utilisées classiquement dans des maladies plus communes pouvant s'avérer actives dans certaines maladies rares.

5

Prévention des maladies rares

La prévention des maladies rares est-elle possible? Pour rappel, l'on distingue, en médecine, trois formes de prévention:

- La prévention primaire qui consiste à éviter ou à supprimer la cause de la maladie.
- Dans la prévention secondaire, la maladie est bien là, mais l'on s'efforce de prévenir ses complications.
- La prévention tertiaire, quant à elle, consiste à prévenir toutes les complications d'ordre psychosocial que la maladie engendre.

Dans le cas des maladies rares, il sera surtout fait appel aux préventions secondaire et tertiaire. Leur prévention primaire est un leurre, à quelques exceptions près, au motif que, dans 80 % des cas, ces maladies rares sont de nature génétique, dues à des mutations souvent incontrôlables, survenant au cours de l'histoire de l'humanité sous l'effet de radiations cosmiques et/ou telluriques et se perpétuant de façon aléatoire au fil des générations, ce qui confirme bien le caractère illusoire de leur prévention et plus encore de leur suppression, du moins pour la très grande majorité des maladies génétiques, ce qui ne sera pas le cas dans un certain nombre de maladies environnementales et multifactorielles, comme nous le verrons maintenant.

1. PRÉVENTION PRIMAIRE

1.1. Maladies environnementales

Une prévention primaire au sens où nous l'avons défini est donc possible dans un certain nombre de maladies relevant de l'environnement, celui-ci étant pris au sens large du terme.

Un exemple caricatural – mais bien réel cependant – de prévention primaire efficace dans une maladie rare pourrait être celui du SAF (syndrome d'alcoolisme fœtal) ou, en anglais, du FAS (*fetal alcohol syndrome*) : il « suffirait » ici de demander à toute femme enceinte d'éviter la consommation de boissons alcoolisées au cours de la grossesse ! Un tel évitement éradiquerait ce qui fut un fléau, mais qui l'est encore chez des personnes soit dépendantes soit peu ou mal informées. Le SAF est « dose-dépendant », c'est-à-dire que l'atteinte fœtale sera d'autant plus sévère que la dose ingérée d'alcool sera importante, et ce, surtout, pendant les trois premiers mois de la grossesse. Cette forme sévère est représentée sur la figure 7. Elle est rare, mais il existe des formes plus légères d'alcoolisme fœtal, certes moins impressionnantes, mais pouvant se traduire par un retard du développement psychomoteur de l'enfant. Le principe de précaution voudrait que l'on s'abstienne de boisson alcoolisée pendant toute la grossesse et au moins pendant les trois premiers mois.

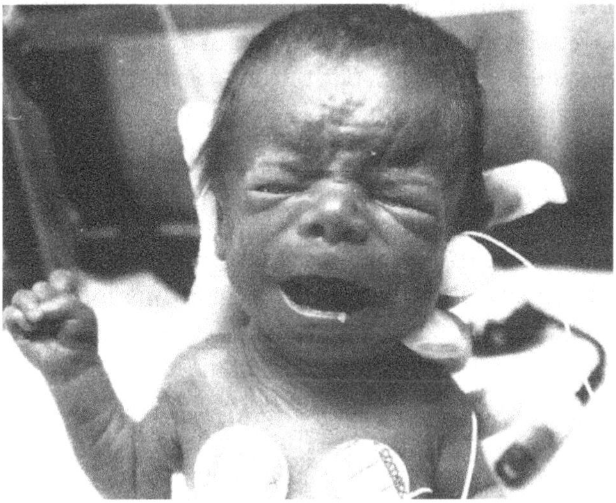

FIGURE 7 – Alcoolisme fœtal

Un autre exemple de prévention primaire pourrait être celui de l'évitement de l'acide valproïque (Dépakine®) avant toute grossesse chez une patiente épileptique. L'on sait en effet, depuis longtemps déjà[47], que ce médicament antiépileptique est tératogène pouvant entraîner le « Valproate Syndrome » dont le spina-bifida est une des principales mais redoutables complications avec une fréquence de l'ordre de 2,5 à 3 % et peut-être même jusqu'à plus de 10 % d'après des données récentes. Comme, parfois, l'évitement n'est pas possible, l'on conseille alors de fractionner la dose quotidienne efficace la plus faible possible de cet antiépileptique. Il convient aussi d'adjoindre si possible dès avant la conception de l'acide folique (vitamine B9) à des doses pouvant aller jusqu'à 2 mg/jour et de suivre attentivement les structures fœtales tout au long de la grossesse par échographie.

Ces deux exemples montrent bien qu'une forme de prévention primaire est possible dans certaines maladies et malformations rares, mais plus particulièrement vis-à-vis de celles qui font leur apparition pendant la grossesse et qui relèvent essentiellement d'un trouble de l'environnement maternel, ce terme étant pris au sens large.

Par ailleurs, il existe d'autres maladies et toxiques environnementaux susceptibles d'altérer le développement du fœtus pendant la grossesse et de favoriser l'apparition d'une maladie ou d'une malformation rare chez l'enfant à venir, pour lesquels des mesures de prévention primaire peuvent être prises. En voici quelques-uns :

a. Le diabète maternel

Outre le gros poids à la naissance (macrosomie) et le risque périnatal d'hypoglycémie, le risque de malformations fœtales peut être multiplié par trois par rapport à celui de la population générale ; ces malformations ou maladies fœtales affectent principalement le cœur et les membres, la plus rare et la plus impressionnante parmi elles étant la sirénomélie (bébé sirène). Ces risques sont directement liés au suivi plus ou moins rigoureux de ces grossesses, de telles complications apparaissant davantage chez des futures mères déséquilibrées d'un point de vue hygiéno-diététique, mais aussi bien entendu au niveau de leurs glycémies et des apports d'insuline.

b. Le risque de microcéphalie est très élevé chez les enfants nés de mères phénylcétonuriques

Contrairement à ce que l'on pourrait croire, cette malformation n'est pas l'expression d'une phénylcétonurie dont serait atteint le fœtus, mais elle est liée à l'hyperphénylalaninémie maternelle susceptible d'intoxiquer directement le fœtus. Dans de tels cas, qui sont heureusement d'une grande rareté, le contrôle rigoureux des futures mères auprès d'un centre de référence est indispensable. Si, pour diverses raisons, par exemple géographiques, un tel suivi est impossible, l'on peut se demander si l'abstention de toute grossesse n'est pas la solution la plus réaliste.

c. L'hyperthermie maternelle

En cours de grossesse, compte non tenu de sa cause, l'hyperthermie maternelle peut engendrer des malformations du système nerveux central chez le fœtus. Cette cause peu connue de malformations fœtales rares ne doit pas être sous-estimée en présence de pics fébriles chez une femme enceinte et plus particulièrement au cours du premier trimestre de la grossesse. L'on pense à des pics fébriles survenant, par exemple, en cas d'infection urinaire, d'angine, de malaria, etc. Une maladie rare dénommée hyperthermie maligne (Orphanet n° 43) due à une mutation dans le gène RYR-1 peut provoquer de tels pics lors d'une anesthésie générale. Cette hyperthermie peut être très délétère, voire mortelle pour la future mère, mais aussi pour son fœtus. Cette catastrophe peut être traitée très efficacement par l'administration de dantrolène. À ce sujet, il convient de signaler le remarquable travail, publié en ligne, des médecins anesthésistes, les professeurs F. Veyckemans et J.L. Scholtès, ayant pour titre « Syndromes et maladies rares en pédiatrie : Anesthésie » ; https://sites.uclouvain.be/anesthweekly/MRP/indes.html.

d. Les médicaments tératogènes ou potentiellement tératogènes

Outre certains antiépileptiques comme l'acide valproïque (cf. supra), mais aussi la diphantoïne, citons des anticoagulants comme la warfarine, et bien entendu la thalidomide (Softénon®), le méthotrexate, sans oublier l'isotrétinoine (Accutane®)[48] utilisé contre l'acné dont le risque tératogène est très élevé dans le cadre de la « retinoic acid embryopathy », et ce, lorsque l'intoxication a lieu après le 15e jour qui suit la conception.

e. Les infections contractées pendant la grossesse

La rubéole, la toxoplasmose, la varicelle, la maladie des inclusions cytomégaliques et celles dues au virus Zica sont bien connues et très médiatisées. Certaines d'entre elles (rubéole par exemple) font l'objet d'une prévention primaire efficace grâce à la vaccination.

f. Rayons X

Les risques liés aux RX sont connus et leur prévention bien codifiée.

g. Toxiques industriels

Les risques liés à des toxiques industriels, à certains produits volatils (toluol p. ex.), à l'oxyde de carbone, aux rayonnements telluriques sont imprévisibles et, de ce fait, leur prévention est assez aléatoire.

h. Risques militaires et industriels

Il est d'autres risques plus «militaires» et industriels comme ceux liés à la dioxine (agent orange) déversée en masse sur certaines régions du Vietnam par l'armée américaine, sans oublier Seveso et, bien entendu, la bombe atomique (Hiroshima et Nagasaki) et des accidents dramatiques de nature nucléaire comme ceux de Tchernobyl et de Fukushima. Très paradoxalement et contrairement à ce que l'on pourrait attendre, il n'y a pas eu d'épidémies de maladies rares ou de malformations congénitales après ces catastrophes, compte tenu cependant du fait que de nombreuses femmes enceintes concernées par ces accidents avaient opté pour l'avortement. En revanche, l'on a assisté à des maladies graves de la peau et à de nombreux cas de cancers de diverses natures après ces évènements.

La dioxine a été longtemps suspectée d'être tératogène et mutagène, mais rien ne permet actuellement de le confirmer. Au Vietnam, quelques «clusters» de malformations rares ont bien été signalés, dont le cas de plusieurs personnes nées avec une cryptophtalmie (yeux petits et mal formés recouverts de peau).

Ces observations sont cependant mal documentées et il n'est pas possible de faire la part des choses entre ce qui pourrait être dû à l'environnement et à la génétique ou aux deux. Ceci met une fois de plus en exergue l'extrême prudence dont il faut faire preuve en épidémiologie, dès lors qu'il s'agit de tirer des conclusions fiables au regard de tel ou tel évènement.

i. *Accidents mécaniques*

Enfin, des accidents plus « mécaniques » de divers ordres survenant au cours de la grossesse peuvent être la cause de malformations rares. Ainsi des accidents thromboemboliques du fœtus, eux-mêmes conséquences d'une maladie maternelle, peuvent être à la base de l'agénésie d'un membre en tout ou en partie...

Le phénomène que les spécialistes « dysmorphologistes » dénomment la « contrainte (ou compression) fœtale » peut engendrer des anomalies plus déformatives que malformatives ; l'on pense à cet égard à la survenue d'un anamnios ou d'un oligohydramnios (insuffisance ou absence de liquide amniotique) survenant pendant la grossesse. Cette situation entraîne une « séquence » qui est l'apparition en cascade d'anomalies secondaires multiples à la suite du manque de liquide amniotique. L'absence de production d'urine fœtale à la suite, par exemple, d'une agénésie (absence) des reins entraîne également ce genre de situation au même titre que la perte chronique de liquide amniotique. L'exemple le plus saisissant est celui de la « séquence » de l'obstruction urétrale dans laquelle une cause apparemment anodine, comme la présence d'une simple membrane située au travers du canal urétral, occasionne en amont une série de malformations secondaires pouvant être incompatibles avec la vie.

La présence de fibromes et de tumeurs utérines peut aussi engendrer ce phénomène de « contrainte fœtale ».

Des accidents comme des chutes peuvent être à la base de brides amniotiques pouvant causer des lésions fœtales sévères, mais très variables et non stéréotypées. Nous avons aussi connu[49] le cas d'une jeune femme enceinte de 14 semaines qui, dans le décours d'un accident grave de la circulation, avait présenté un choc hypovolémique et avait mis ultérieurement au monde un enfant atteint du syndrome de Moebius caractérisé entre autres par une hypomimie et une impossibilité de sourire…

1.2. Maladies d'origine génétique

Si une certaine forme de prévention primaire est donc possible et envisageable dans le groupe des maladies rares d'origine environnementale, qu'en est-il maintenant des maladies rares génétiques qui représentent, comme on le sait, les 4/5e de l'ensemble ? En fait, et comme nous l'avons signalé, elle n'est pas possible au motif donc qu'il n'est pas possible de prévenir l'apparition des mutations génétiques dues en grande partie à des radiations cosmiques et telluriques survenant au hasard et « brassées » au fil des générations depuis l'apparition de la vie sur terre.

Impossible donc, cette prévention primaire des maladies rares d'origine génétique, en rappelant toutefois que la « nature » a prévu de les éliminer en partie, de façon très efficace et drastique grâce à la sélection naturelle telle que schématisée sur la figure 2, sans laquelle la moitié du globe serait peuplée de handicapés profonds.

Que faire alors du reste de ces mutations délétères, de celles qui ont échappé à la sélection naturelle et qui sont à la base de notre « fardeau génétique » comprenant les maladies génétiques ?

La prévention primaire étant de supprimer ou d'éviter la cause d'une maladie, il n'y aurait apparemment rien à faire sinon « faire avec »… Toutefois, il existe une façon de contourner un tant soit peu l'obstacle en proposant une forme de prévention personnalisée se basant sur le concept de groupes et d'individus « à risque » (1) par le truchement du conseil génétique et (2) par celui du diagnostic prénatal.

1.2.1. Le conseil génétique préconceptionnel et les personnes « à risques »

Encore appelé jadis conseil prénuptial, il a pris aujourd'hui une ampleur considérable, aidé en cela par les avancées technologiques que l'on sait et par une meilleure connaissance de la clinique des maladies génétiques grâce à la création d'une spécialité médicale à part entière, requérant de celles et ceux qui la pratiquent des compétences cliniques et biologiques approfondies qui vont de la connaissance de l'histoire naturelle d'une maladie génétique et de ses symptômes, au laboratoire, en passant par l'épidémiologie et la pratique intensive de la généalogie. Ce conseil est prodigué en Belgique dans les huit centres agréés de génétique humaine traditionnellement par des médecins généticiens. Les besoins sont cependant tels qu'ils se font aider de plus en plus par des conseillers ou conseillères en génétique qui abordent aussi les aspects psychomédicosociaux de la situation qui leur est soumise. Il va sans dire qu'un tel conseil est basé sur un diagnostic aussi fiable et précis que possible et donc précédé d'une mise au point rigoureuse comprenant entre autres une enquête génétique approfondie.

Le conseil en soi n'est pas « asséné », mais partagé avec le ou les consultants au cours d'un entretien qui se doit surtout de ne pas être minuté et au cours duquel toutes les questions peuvent et doivent être posées. Au terme de cet entretien très éprouvant, un risque préconceptionnel est donné aux consultants en fonction du diagnostic. Cette notion de risque est souvent mal perçue, voire mal comprise au point qu'il est d'usage de revoir le consultant un certain temps après ce premier entretien afin de s'assurer que le message est bien passé.

Qu'entend-on par individu, couples, familles, ethnies, populations « à risque » ?

À vrai dire, avec les 4 ou 5 gènes récessifs délétères dont nous sommes porteurs, ainsi qu'avec notre environnement qui va en se détériorant un peu plus tous les jours, toutes et tous nous sommes en fait « à risque » de mettre au monde un enfant affecté d'une maladie génétique rare. Actuellement, et à cet égard, il est de plus en plus question de « screening » de masse vis-à-vis de ces possibles mutations délétères. Nous en reparlerons ultérieurement.

Il existe cependant des personnes qui sont un peu ou beaucoup plus « à risque » que Monsieur et Madame tout le monde. Il s'agit principalement des circonstances ci-dessous, dont la liste n'est pas exhaustive.

- Des personnes malades atteintes d'une maladie génétique connue dont le risque variera en fonction du diagnostic et, partant, de son mode de transmission.
- Un individu ou un couple ayant eu un (ou plusieurs) enfant(s), mort(s) ou en vie, atteint(s) d'une maladie génétique.
- Une personne en bonne santé dont plusieurs membres de la famille présentent une maladie génétique connue. Cette situation remet bien en exergue l'importance capitale de l'arbre généalogique et d'un album de famille, s'il existe.
- Un couple ou individu confronté à des problèmes d'infertilité tels que fausses couches à répétition ou une stérilité primaire, ces deux conditions pouvant parfois être un indicateur ou un «marqueur» susceptible de révéler une affection génétique sous-jacente.
- Un individu ou un couple «âgé». L'âge maternel au-delà de 35 ans augmente le risque de conceptions porteuses d'anomalies chromosomiques et plus particulièrement de trisomie 21. À noter aussi que l'âge paternel plus avancé augmente le risque de conceptions porteuses de néo-mutations autosomiques dominantes (un exemple parmi d'autres: le nanisme achondroplasique).
- L'on n'insistera jamais assez sur le risque lié à la consanguinité. Celle-ci augmente de façon significative le risque de voir s'accumuler chez l'enfant à venir des gènes récessifs délétères et parfois même létaux, hérités d'un ascendant commun. Ce risque est directement proportionnel au degré de consanguinité entre les conjoints. La forme la plus extrême de consanguinité est l'inceste qui, il faut le souligner, n'est pas rare. Autre observation: plus une maladie génétique récessive est rare, plus le risque qu'elle soit due à une consanguinité parentale est élevé. Nous avons ainsi connu la situation d'une jeune fille belge de 16 ans qui, après avoir «occulté» sa grossesse, avait mis au monde à 28 semaines un nouveau-né aussitôt décédé, porteur d'une maladie récessive rarissime en Belgique, mais

plus fréquente au Pakistan (syndrome de Neu-Laxova); cette grossesse était le résultat d'un inceste frère-sœur. Il arrive aussi que l'on assiste à un véritable enchevêtrement de liaisons consanguines survenues, par exemple, au sein d'un même village isolé. C'est ainsi que nous avons aussi connu le cas d'un jeune garçon issu d'un couple consanguin, atteint de trois maladies autosomiques récessives différentes[50]...
La consanguinité du point de vue du généticien peut être considérée comme un véritable fléau lié en général à la tradition, dont les protagonistes, de bonne foi, ne sont pas informés du risque encouru. Il y a là un effort impératif et urgent de pédagogie élémentaire et de santé publique à faire parmi ces populations à risque que sont les couples consanguins. Les maladies rares qui en résultent sont, en règle générale, d'une extraordinaire sévérité, sources de souffrances incommensurables pour les familles et, bien entendu, pour les patients qui, s'ils ne décèdent pas en bas âge après d'indicibles complications, en garderont des séquelles sinon une aggravation progressive des symptômes leur vie durant. Le comble est atteint quand plusieurs enfants atteints de la même maladie naissent de ces couples désorientés, profondément marqués et totalement démunis. Nous avons connu de telles familles dont la vie était devenue un véritable calvaire. Tout récemment, nous avons eu l'occasion de rencontrer un couple consanguin, ayant eu pas moins de trois enfants atteints du redoutable syndrome de Wolfram associant une cécité, une surdité et une maladie neurologique progressive. Il convient enfin – et malheureusement – de souligner que les coûts liés à la mise au point diagnostique et au traitement de ces malades sont souvent astronomiques et la plupart du temps grevés d'échecs.

- La notion de risque peut aussi être liée à des particularités géographiques, ethniques ou encore à ce que les généticiens appellent un isolat. Il convient d'en tenir compte lors de la consultation de conseil génétique, et ce, de plus en plus, au vu des mouvements de population qui ont existé de tout temps, mais qui sont encore plus accentués depuis quelques années

pour diverses raisons, qu'elles soient économiques, climatiques, religieuses ou… militaires.
C'est ainsi que des maladies rares comme la phénylcétonurie et la mucoviscidose sont essentiellement «caucasiennes» tandis que la drépanocytose est d'origine africaine, la thalassémie touche le bassin méditerranéen; les maladies de Tay-Sachs et de Gaucher (type 1) affectent principalement les Juifs ashkénazes; vu le relatif isolement de ce pays au cours de l'histoire, il existe des maladies génétiques rares typiquement finlandaises comme le syndrome néphrotique dit finlandais, tandis que le syndrome Ravine est pratiquement confiné à la petite île de La Réunion (800 000 habitants).

1.2.1.1. Commentaires et réflexions à propos du conseil préconceptionnel

Quand on considère l'ensemble des mesures proposées dans le cadre du conseil génétique, contrairement à ce que l'on pourrait croire, leur impact sur la prévalence des maladies rares au sein de la population générale n'est malheureusement qu'assez limité même si les mesures exposées sont respectées à la lettre, d'où la question: peut-on faire mieux?

Un débat très actuel est celui de savoir si, grâce à la génomique et aux perspectives qu'elle apporte, à savoir la lecture de l'entièreté du génome comprenant les parties codantes (l'exome) et non codantes, l'on ne pourrait pas envisager des «screenings» complets destinés à tous les couples qui souhaiteraient avoir un enfant et non plus seulement aux couples et individus à risque tels que définis plus haut. Cette technique dénommée WGS c'est-à-dire «*Whole Genome Sequencing*» est, de plus, devenue infiniment plus rapide et bien moins coûteuse qu'il y a dix années à peine!

En clair, et au regard d'une prévention primaire des maladies rares, cette technique analyserait d'un seul coup l'ensemble de nos 20 000 gènes et de leurs innombrables variations. Le but, de façon très résumée, serait donc de rechercher chez tout un chacun telle ou telle mutation ou variation susceptibles d'avoir des conséquences plus ou moins délétères, voire désastreuses, sur l'enfant à venir, eu égard aux quelque trois à quatre mutations dont nous sommes toutes et tous porteurs, afin de prendre toutes les mesures nécessaires pour éviter qu'un enfant ne vienne au monde avec une maladie génétique rare et sévère.

Ces mesures quoique théoriquement envisageables pourraient apparaître comme éminemment bénéfiques et même inespérées. Cependant, il n'est pas exclu qu'elles engendrent probablement plus de problèmes que si rien n'était fait, car :

1. Que faire et comment gérer les « portages » inattendus vis-à-vis de telle ou telle maladie génétique ? Ce qui veut dire, en clair, qu'immanquablement de tels « screenings » risquent de révéler à de nombreux demandeurs qu'ils sont porteurs à leur insu de « mauvais » gènes même si l'on sait à l'avance que toutes et tous nous en sommes porteurs avec les inévitables questions : Dire ou ne pas dire ? Ou encore le droit de ne pas savoir, etc.

2. L'impact financier de telles mesures est-il supportable pour la Sécurité sociale ?

3. Comment organiser ces « screenings » avec tous les « couacs » habituels et leurs conséquences ? Comment organiser la question sensible du consentement éclairé et de la confidentialité ? Comment gérer la masse des informations récoltées en termes de gigabytes ? Comment les stocker et surtout les sécuriser ?

4. Quid, surtout, de leur portée réelle en santé publique, mais aussi des principes déjà débattus de l'égalité et de l'équité ? Il convient à cet égard de revenir à la figure 2 et de cet équilibre entre le flux constant de nouvelles mutations et celui de leur élimination. Il est possible que de tels « screenings » de masse favorisent quelque peu l'élimination des « mauvais gènes », mais il est peu probable qu'*in fine* ils influenceraient de façon significative le niveau d'eau constant résultant de cet équilibre.

1.2.2. Le diagnostic prénatal

Le conseil génétique préconceptionnel pourrait donc en principe être prodigué à tous les couples désireux de mettre au monde un enfant en bonne santé en sécurisant cette future grossesse autant que faire se peut à l'aide des techniques de pointe qui viennent d'être rappelées. Cependant, vu l'ampleur de la tâche, son coût pour la Sécurité sociale et son efficacité *in fine* très relative, il sera donc réservé jusqu'à présent aux personnes, couples et populations dites « à risque » telles qu'elles viennent d'être définies.

Alors que, jadis, le conseil préconceptionnel une fois donné au couple, il n'y avait guère d'alternative : soit se lancer dans l'aventure d'une grossesse à risque et même parfois à très haut risque, soit s'abstenir, aujourd'hui la pratique du diagnostic prénatal a complètement changé la donne. En présence d'un risque élevé, on est ainsi passé en quelques années du « jeu de la roulette russe » à la réassurance.

En effet, le recours systématique au diagnostic prénatal a considérablement dédramatisé la situation de ces couples... même si *stricto sensu* il ne s'agit pas de prévention primaire des maladies rares telles que définies ; en effet, en présence d'un diagnostic très pathologique et après une concertation bioéthique, le processus du diagnostic prénatal se termine généralement par une interruption de grossesse, les cas de traitements du fœtus « in vivo » restant l'exception. Plutôt que de parler de prévention primaire, l'on pourrait dire qu'il s'agit ici de prévenir la naissance d'un enfant atteint d'une maladie ou d'une malformation d'une extrême gravité incompatible avec une vie normale ou même la vie tout court, en reconnaissant que la question de la normalité de la vie puisse donner lieu à un débat considérable.

Jusque dans les années 60, le diagnostic prénatal se résumait à peu de choses comme la radiographie simple du fœtus arrivé au terme d'une grossesse anormale caractérisée, par exemple, par un excès de liquide amniotique (polyhydramnios) ou, au contraire, par son absence (anamnios ou oligohydramnios). L'épilogue de ces grossesses était pour le moins cruel. Les techniques utilisées dans le diagnostic prénatal ont connu de remarquables progrès en termes de précocité, de précision et de sûreté au cours de ces deux dernières décennies. Chronologiquement :

- **Amniocentèse**. La classique amniocentèse ou ponction de liquide amniotique est pratiquée depuis les années 70. Elle consiste à recueillir vers 16 semaines de grossesse une certaine quantité de liquide amniotique destinée surtout à exclure par l'analyse des chromosomes fœtaux une trisomie 21 ou une autre anomalie chromosomique dès lors que l'âge maternel dépasse les 36 ans. À l'occasion de cette ponction, certaines protéines fœtales, comme l'alpha-fœtoprotéine, sont dosées afin d'exclure la présence de l'une ou l'autre brèche fœtale, un spina-bifida, par exemple. Cet examen très courant n'est cependant pas dénué de risque (fausse couche) et il présente cet inconvénient majeur de ne fournir un résultat qu'après trois à quatre semaines, ce qui est psychologiquement difficilement supportable pour les soignés et les soignants.
- **Biopsie trophoblastique**. À cet égard, une avancée significative a été apportée par la biopsie trophoblastique qui est pratiquée vers 9-10 semaines et qui fournit déjà un résultat après deux jours. Elle a aussi le grand avantage d'être pour le généticien une source d'ADN à l'état « natif », ce qui est indispensable pour le diagnostic d'un grand nombre de maladies rares dites monogéniques. Elle non plus n'est pas sans risque pour le fœtus.
- **Échographie fœtale**. En revanche, l'échographie fœtale est, quant à elle, dénuée de tout risque, que ce soit pour le fœtus et pour la future mère. Cette technique qui, à l'aide d'ultrasons, analyse les différentes structures du fœtus et de ses annexes, est déjà ancienne, mais elle a connu au fil de ces deux dernières décennies des progrès techniques considérables. Elle est bien connue du grand public et est très médiatisée. Elle s'adresse à toutes les grossesses, qu'elles soient a priori sans risques ou aux grossesses « à risque ». Elle a généré une véritable sous-spécialité en obstétrique ; elle fait l'objet de nombreux séminaires, de cours, de livres, de revues spécialisées, etc., et donne lieu, en Belgique, à un certificat interuniversitaire.

Le suivi échographique de la grossesse est bien codifié. Il est attentif aux paramètres d'une grossesse dont l'évolution est en principe normale. Outre la grande qualité des appareils de la énième génération, elle est aidée par d'appréciables ajouts techniques tels la 3-D, l'échodoppler, etc., et la publication d'une impressionnante littérature décrivant avec méticulosité tous les paramètres embryonnaires et fœtaux possibles, une place importante étant accordée au cœur, au cerveau et au squelette. Dans les grossesses à risque, l'échographiste sera particulièrement attentif aux signes d'appel qui seraient en faveur de la récidive d'une pathologie familiale connue ou qui se serait révélée lors d'une précédente grossesse. Dans les grossesses a priori sans risque, normales et sans nuages, il peut arriver que le ciel, de serein qu'il était, s'assombrisse et que, malheureusement, des signes douteux, voire franchement pathologiques, soient mis en évidence par l'échographiste. Dès ce moment, ladite grossesse entre dans la catégorie «à risque» et fait l'objet d'un suivi rapproché, de contrôles, de staffs pluridisciplinaires auxquels participent obstétriciens, médecins traitants, pédiatres néonatalogistes, généticiens, radiologues, staff infirmier, psychologues, éthiciens... Il arrive que des «super spécialistes» de telle ou de telle maladie rare soient conviés à ces réunions.
Il faut insister sur le côté dramatique de ces découvertes inattendues, occasionnant un stress considérable chez les couples concernés; il faut en tenir compte en leur assurant une aide psychologique adéquate. Souvent les futures mères nous disent *a posteriori* comment, d'emblée, elles ont perçu le doute dans le regard de l'examinateur et comment elles avaient compris sans que la moindre parole ne soit prononcée.
Quand tout concorde pour affirmer que la maladie ou l'anomalie fœtale est très grave et qu'après concertation, il s'avère qu'une interruption de grossesse est formellement indiquée, les choses sont relativement «simples et claires» dans le cas de la récidive d'une maladie génétique connue ayant déjà emporté un premier enfant. La situation est toute différente lorsqu'il s'agit d'une découverte inattendue et qu'en outre la cause de la maladie ou du syndrome polymalformatif dont est atteint le fœtus n'est pas

connu. Il est impérieux dans ces cas de penser à l'avenir et de demander un examen complet du fœtus dont une autopsie afin de poser un diagnostic de certitude et, partant, d'être à même d'évaluer le risque de récidive en vue d'une autre grossesse[51]. Plusieurs couples nous ont dit le regret qu'ils avaient eu de refuser cette mise au point en arguant, par exemple, que « le fœtus avait déjà suffisamment souffert ». D'autres, en revanche, exigeaient un tel examen même s'il n'était pas absolument nécessaire, par exemple dans le cas d'une anomalie fœtale dont le diagnostic avait été posé de façon formelle grâce à l'analyse génétique.

- **Cordocentèse.** La cordocentèse consiste en une prise de sang fœtal via le cordon ombilical. Outre qu'il n'est pas, lui non plus, dénué de risque, ce prélèvement est pratiqué en présence d'une anomalie fœtale inattendue, découverte tardivement ; le sang fœtal recueilli fait alors l'objet d'examens génétiques, biochimiques, mais aussi bactériologiques et virologiques dont les résultats seront attendus dans des délais relativement courts. La fœtoscopie est tombée en désuétude, de même que des examens assez périlleux comme la biopsie de peau fœtale en présence d'une suspicion de dermopathie sévère voire létale.
- **Triple test.** Un autre examen qui a longtemps connu son heure de gloire et qui sera probablement abandonné est le « triple test ». Il consiste à doser certaines protéines fœtales circulant dans le sang maternel ; couplé à des repères échographiques fœtaux tels que la longueur des fémurs, l'épaisseur nucale… il permet d'évaluer un risque fœtal plus ou moins élevé de trisomie 21, par exemple. Quand ce test est positif, il donne alors lieu à une amniocentèse de contrôle. Ce test n'est pas exempt d'erreurs, cataloguées de faux positifs et de faux négatifs…
- **NIPT.** En fait, ce triple test est ou sera progressivement remplacé par le dépistage prénatal non invasif (NIPT ou TPNI) sur sang maternel remboursé en Belgique par la Sécurité sociale depuis le 1er juillet 2017 dans des conditions strictes.

Il consiste à analyser l'ADN fœtal circulant dans le sang maternel. Les promoteurs de ce test insistent pour dire qu'il s'agit là d'un dépistage d'une très grande sensibilité (99.9 %), mais non pas d'un test diagnostique ; s'il est positif, il est suivi d'un examen invasif classique. Il ne se limite pas à la seule trisomie 21, mais il cible aussi et jusqu'à présent... les chromosomes 13, 18 et la paire XY.
À ce propos, une remarque sensible (!) qui pourrait être assimilée à l'ouverture d'une boîte de Pandore : un tel test pourrait théoriquement être pangénomique et ne plus se limiter qu'à la seule trisomie 21 ; pour l'énoncer encore plus clairement, il sera bientôt possible d'analyser l'ensemble du génome fœtal à partir d'un échantillon de sang maternelet, on le devine, un débat éthique, mais aussi sociétal considérable avec les questions de l'eugénisme, du mythe de l'enfant parfait, du meilleur des mondes, de celle de savoir si ce que nous sommes ne dépend que du seul génome et *in fine* de la définition de normes ; à partir de quel seuil est-on normal ou ne l'est-on plus ? de quelles normes est-il question dans ce débat ? biologiques, sociales... ? À ce sujet, et pour reprendre l'exemple de la trisomie 21, il se fait donc, comme on peut le constater, qu'une énergie considérable est déployée depuis des années à trouver des techniques de moins en moins envahissantes et, il faut le dire, de plus en plus efficaces et précoces visant à éviter la naissance d'enfants atteints de trisomie 21. Certains ont assimilé ces recherches à de la traque visant à éradiquer la trisomie 21. Ces mesures sont effectivement efficaces puisqu'actuellement, son incidence à la naissance qui, jadis, était en Belgique de 1/800, est tombée sous la barre des 1/2000 faisant de la trisomie 21 une « nouvelle » maladie rare avec ces questions pendantes : (i) s'agit-il vraiment là d'une grande victoire de la médecine ? (ii) Ne faudrait-il pas perpétuer les recherches visant à trouver la cause exacte de ces non-disjonctions méiotiques responsables de la survenue de cette anomalie chromosomique et des autres ? Et enfin (iii) la question des « normes » : s'il est vrai que la personne trisomique 21 ne semble pas correspondre à la norme biologique,

en est-il de même pour la norme sociale? S'il est difficile, voire impossible, de répondre à de telles questions alors qu'il s'agit apparemment d'un exemple simple et incontestable (?), qu'en sera-t-il quand la société sera confrontée à des choix autrement plus complexes comme celui de la décision qui s'imposera lors de la découverte d'un «variant» décelé chez le fœtus à l'occasion d'un TPNI? Faut-il réellement l'ouvrir, cette boîte de Pandore?

- **Le diagnostic préimplantatoire**. À première vue, il pourrait s'agir là d'une forme idéale de prévention primaire de maladies rares très sévères. Il correspond à une forme hyper précoce de diagnostic prénatal se déroulant en dehors de l'utérus. Ce diagnostic s'adresse à des couples qui, par leurs antécédents, ont un risque très élevé de mettre au monde un enfant atteint d'une maladie génétique bien documentée souvent de type «monogénique», comme par exemple, la mucoviscidose ou encore chromosomique, comme par exemple un syndrome polymalformatif avec retard mental dû à un remaniement chromosomique dit «non balancé» ou non équilibré.
  La technique du diagnostic préimplantatoire consiste à recueillir un «stock» d'embryons en ayant recours à la fécondation in vitro. Au troisième jour après la conception, il «suffit» alors de prélever quelques-unes de ces très jeunes cellules encore totipotentes et de voir si l'embryon est atteint ou non de la maladie redoutée en question. Si l'embryon est sain, il pourra alors être implanté dans l'utérus et la grossesse pourra se dérouler avec une certaine sérénité. Le recours au classique diagnostic prénatal ne sera plus à l'ordre du jour, pas plus que le spectre d'une interruption de grossesse. Si l'embryon est atteint de la maladie redoutée, il ne sera bien entendu pas implanté et l'on aura alors recours à un autre embryon du «stock» entretemps congelé… et ainsi de suite.
  Comme signalé, cette technique pourrait sembler idéale. Dans les faits, elle est très lourde même si elle est actuellement remboursée par les organismes assureurs. Le problème est d'un autre ordre, humain et psychologique. Outre que cette technique est grevée d'un grand nombre d'échecs et

qu'il faille alors « tout recommencer », elle représente une médicalisation omniprésente de la grossesse, ce qui n'est pas facile à assumer : c'est un euphémisme…

Il convient aussi que les indications de cette technique soient rigoureusement balisées sous peine de tomber dans certaines dérives déjà évoquées, comme la tentation qu'auraient certains couples demandeurs de penser qu'il serait possible, grâce à elle, d'être assuré « sur facture » d'avoir un enfant parfait, ce qui est, rappelons-le, un leurre absolu d'autant plus pervers qu'il pourrait avoir été induit par des intérêts financiers et commerciaux, le marché de l'ADN étant, rappelons-le, particulièrement prometteur et « juteux » !

Il n'empêche que, et il faut le rappeler, le diagnostic préimplantatoire, techniquement et éthiquement bien géré, constitue une avancée majeure et remarquable dans le domaine de la prévention de certaines maladies rares. Il a permis à de nombreux couples qui n'y croyaient plus de mettre au monde un enfant en bonne santé.

1.3. Maladies multifactorielles

Il existe de très nombreuses maladies rares, mais aussi plus communes, dépendant à la fois de facteurs génétiques et environnementaux, ces deux termes étant pris au sens large. Il a déjà été précédemment question de ce groupe. Parmi ces nombreuses pathologies pour lesquelles la cause multifactorielle est privilégiée ou encore supposée, il en est qui appartiennent au groupe des maladies et pathologies rares.

Il s'agit en l'occurrence de la hernie diaphragmatique (intrusion de certains organes abdominaux dans le thorax), de l'hypospadias (malposition du méat urétral), de la fente labio-palatine et de la fente palatine isolée, de certaines formes de pieds bots, de la luxation congénitale de la hanche et peut-être aussi de l'agénésie rénale et de certaines cardiopathies. Le groupe le plus emblématique est certes représenté par ce que l'on appelle les malfermetures du tube neural qui comprennent l'anencéphalie (absence de cerveau), les encéphalocèles surtout antérieures et postérieures, l'exencéphalie et bien entendu le célèbre spina-bifida qui consiste en une ouverture de la colonne vertébrale et une extériorisation de la moelle épinière pouvant siéger à tous les niveaux de celle-ci, mais préférentiellement au niveau des vertèbres lombaires L4 – L5 et lombo-sacrées.

La fermeture du tube neural embryonnaire qui constitue le futur système nerveux central (moelle et cerveau) débute dès le 18e jour après la conception à la façon d'une fermeture éclair. Ce processus est complexe et sous la dépendance de gènes ou, mieux, de variants génétiques (« gènes mineurs ») dont le mieux connu est le MTHFR (Methylène Tetra Hydro Folate Réductase), mais aussi de facteurs alimentaires dont l'acide folique ou vitamine B9 est le principal. C'est l'exemple type de ce que représente l'hérédité dite polygénique ou multifactorielle. Quand un des composants de ces déterminants est soit absent soit déficitaire, peut alors survenir une des malformations précitées. C'est pour cette raison que certains pays comme le Canada préconisent, depuis longtemps déjà, une supplémentation des céréales en acide folique avec un certain succès, semble-t-il, et que depuis longtemps aussi, les gynécologues européens sont sensibilisés aux effets potentiellement bénéfiques et protecteurs de l'acide folique.

L'on s'en doute, les conséquences de ces anomalies sont catastrophiques et souvent létales. En ce qui concerne plus particulièrement le spina-bifida encore appelé méningo-myélocèle, l'ensemble des complications observées porte le nom de « séquence du spina-bifida » comprenant, outre le défect vertébral, des anomalies orthopédiques, urologiques et cérébrales.

L'épidémiologie de ces « malfermetures » du neural est bien connue, entre autres grâce aux travaux des registres EUROCAT pour l'Europe et Clearinghouse pour le reste du monde.

La prévalence des anomalies de fermeture du tube neural, toutes grossesses confondues, c'est-à-dire la somme des naissances vivantes et des interruptions volontaires de grossesse, est de l'ordre de 10/10 000 ou d'une grossesse sur 1000. En ce qui concerne l'anencéphalie, elle est de 3.75/10 000 ou d'une grossesse sur 2700 tandis que la prévalence du spina-bifida, toutes grossesses confondues également, est de l'ordre de 4.5/10 000 ou d'une grossesse sur 2200. Ces données constituent une moyenne, valable pour la période qui s'étend de 2012 à 2016.

Il est important de constater que ces valeurs restent très stables au fil du temps. Elles étaient déjà de cet ordre au cours des années 1990 à 2005[26] alors que l'effet bénéfique de l'acide folique à la dose de 0.4 mg/jour est connu des gynécologues depuis longtemps et en principe prescrit lors de chaque grossesse. Dans ces conditions, il y a lieu de se demander si cette dose recommandée d'acide folique est bien prescrite lors de chaque grossesse et si les futures mères adhèrent bien au traitement. Il conviendrait aussi d'insister, à l'instar de Smithells, père de l'acide folique[52], sur la nécessité que les futures mères soient suffisamment supplémentées en acide folique dès la conception et bien avant! Il avait même imaginé d'ajouter de l'acide folique à la pilule contraceptive de sorte qu'à l'arrêt de celle-ci en vue d'une grossesse, l'organisme maternel soit suffisamment supplémenté en acide folique…

Enfin, il y a aussi lieu de se demander pourquoi les autorités de santé publique de nos pays sont à ce point résistantes au principe de la supplémentation alimentaire en acide folique alors qu'en plus des anomalies de fermeture du tube neural, cette vitamine pourrait aussi avoir un effet protecteur sur d'autres malformations rares et sévères.

2. PRÉVENTION SECONDAIRE

Cette forme de prévention consiste à prévenir aussi précocement que possible les complications de la maladie déjà présente ou à enrayer leur évolution. Elle peut se décliner sous plusieurs formes et de plusieurs façons:

- Après une période d'errance plus ou moins longue, le diagnostic de la maladie est posé et formellement confirmé à l'aide d'arguments biologiques. Dans ce cas, l'expérience que l'on a de cette maladie et la connaissance de son « histoire naturelle », c'est-à-dire de son évolution, feront qu'il sera possible de prendre des mesures préventives adéquates pour en éviter les complications. Quelques exemples parmi tant d'autres :

- Le diagnostic du syndrome de Prader-Willi vient d'être posé chez un jeune enfant alors qu'il se trouve encore au stade de déficit pondéral du syndrome avec des difficultés alimentaires nécessitant parfois le recours au gavage. Comme l'on sait qu'une polyphagie avec obésité va immanquablement apparaître au cours de la deuxième année de la vie, il est dès lors indiqué de façon impérieuse de prendre les mesures hygiéno-diététiques adéquates et précoces qui permettront de prévenir l'apparition de cette obésité considérable caractéristique du syndrome.
- Les patients atteints du syndrome d'Ehlers-Danlos de type IV ont un risque élevé de présenter des accidents cardiovasculaires très sévères, raison pour laquelle un suivi cardiaque rapproché est indispensable.

- Une forme de prévention secondaire est également appliquée chez les nouveau-nés grâce à un prélèvement de quelques gouttes de sang effectué au talon au cinquième jour de vie. Ce matériel servira à exclure dans cette population a priori sans risques certaines maladies dites métaboliques comme la phénylcétonurie, l'hyperplasie congénitale des surrénales et l'hypothyroïdie congénitale tandis que d'autres sont également sur la liste ; il est question d'y inclure la mucoviscidose. De tels « screenings » ne s'adressent donc pas à une population « à risques », mais au tout-venant.

  L'on pourrait se poser la question du bien-fondé de ces examens compte tenu de la faible prévalence des maladies que l'on s'efforce de déceler. Toutefois, en cas de diagnostic positif, le bénéfice pour le patient est tellement important, à savoir la prévention d'un retard mental sévère dans la phénylcétonurie, par exemple, qu'il semble éthiquement impossible de s'en passer ! Dans ce contexte, la détection précoce de troubles de l'audition est également pratiquée systématiquement.

- Par ailleurs, il existe une catégorie de personnes apparemment en bonne santé qui, eu égard à leurs antécédents familiaux, ont un risque important de développer, plus ou moins tard dans la vie, une maladie rare génétique. Dans un certain nombre de ces maladies, la mutation est connue et ces personnes «à risque» peuvent faire l'objet d'un «test pré-symptomatique», mais avec quel bénéfice et dans quel but, alors que ces maladies qui, comme la chorée de Huntington, par exemple, sont neuro-dégénératives, ne peuvent actuellement être traitées? Outre le droit de savoir existe l'espoir d'un traitement dans les années à venir, qui, au train où va la recherche, diront-elles, n'est pas entièrement illusoire.

  Une autre motivation d'avoir recours à ces tests pourrait relever de la prévention primaire au sens strict du terme, car telle personne sachant, par ce test, qu'elle est porteuse du gène muté pourrait s'abstenir d'avoir des enfants ou encore recourir au diagnostic prénatal, voire préimplantatoire. Par ailleurs, dans certains cancers rares à caractère familial établi, ces tests, s'ils sont positifs, peuvent conduire à certaines mesures de prévention secondaire et radicale, comme la mastectomie et l'ovariectomie, par exemple, dans le cancer du sein héréditaire dû à une mutation dans un des gènes connus de prédisposition à ce cancer comme les gènes BRCA1 et BRCA2.
- Quels sont enfin les «outils» dont on dispose actuellement dans la prévention secondaire des maladies rares permettant de prévenir des complications attendues, éventuellement de les guérir une fois pour toutes ou du moins d'en enrayer leur progression? Ceux-ci sont innombrables: outre les médicaments classiques (douleurs, épilepsie) et l'émergence des médicaments orphelins, signalons aussi les progrès considérables réalisés en chirurgie.

  L'on pensera plus particulièrement au traitement chirurgical des anomalies et des malformations cardiovasculaires qui compliquent et assombrissent le tableau d'un certain nombre de maladies rares, à celui des différentes formes d'hydrocéphalie et des malformations du tube neural, à celui des multiples complications orthopédiques fréquentes dans de nombreuses

maladies rares : scoliose, fractures, pieds bots, luxation des hanches, agénésie ou hypoplasie de membres ou d'extrémités, en ce compris les anomalies des mains et des doigts. La chirurgie plastique et maxillo-faciale de même que la stomatologie occupent également une place de choix dans le traitement des craniosténoses, des anomalies dentaires, des anomalies orbitaires, des fentes palatines et labio-palatines. Il en est de même de la chirurgie digestive dans les malformations du colon et de l'anus, dans les malrotations et agénésies partielles de tel ou tel segment de l'intestin, dans les atrésies de l'œsophage avec ou sans fistule trachéoœsophagienne. L'urologie intervient aussi avec succès dans de nombreuses malformations de l'appareil urogénital fréquentes dans certaines maladies rares, sans compter le problème très complexe des ambiguïtés sexuelles. La chirurgie de l'œil et de ses annexes est aussi d'une aide considérable, de même que celle de l'oreille et de l'audition.
À ces quelques exemples, il convient bien entendu d'ajouter l'apport considérable et essentiel car quotidien de tout ce qu'inclut le paramédical : kinésithérapie sous toutes ses formes, logopédie, psychothérapie, ergothérapie, la psychomotricité, etc.

3. PRÉVENTION TERTIAIRE

La prévention tertiaire des maladies rares s'attache donc à prévenir les désagréments et les complications d'ordre social. Tout ce qui concourt à assurer à ces patients une vie aussi normale que possible relève de cette forme de prévention. À titre d'exemples, citons l'amélioration constante et de plus en plus sophistiquée de divers appareillages facilitant la locomotion mais aussi la compréhension, le dialogue, l'alimentation,... les apports de la robotique, de l'informatique... sans oublier les aménagements des espaces publics, des parkings, des moyens de déplacement, des transports en commun...

4. EN QUELQUES LIGNES

La prévention primaire qui consiste à éviter que la maladie ne survienne concerne davantage les maladies rares dues à un facteur environnemental, l'exemple classique voire caricatural étant celui de la prévention du syndrome d'alcoolisme fœtal par l'évitement de l'ingestion de boissons alcoolisées pendant la grossesse. Cette forme de prévention n'est en principe pas possible dans le cas des maladies génétiques qui sont responsables d'environ 80% des maladies rares dues, pour la plupart, à des mutations d'origine cosmique ou tellurique survenues au hasard au fil des générations et de l'histoire de l'humanité.

Sans qu'il s'agisse au sens strict d'une prévention primaire, il est néanmoins possible, dans certaines conditions, d'éviter la naissance d'un enfant atteint d'une maladie rare d'origine génétique par la détection des personnes dites «à risque», par le conseil génétique mais surtout, actuellement, par le recours au diagnostic prénatal dont les facettes sont nombreuses, en ce compris le diagnostic préimplantatoire.

La prévention secondaire qui consiste à prévenir ou à atténuer les complications résultant des maladies rares est appliquée à grande échelle grâce à tous les moyens qu'offrent actuellement la médecine et ses différentes spécialités, les médicaments et l'ensemble des branches paramédicales.

La prévention tertiaire est davantage concernée par tout ce qui concourt à assurer à ces patients une vie sociale aussi normale que possible.

6

Guidelines

Ce qui précède semble montrer que les choses bougent dans le domaine très complexe et protéiforme des maladies rares. Malgré le caractère relativement récent de leur apparition sur le devant de la scène en santé publique, des pas de géants ont été faits en un temps record grâce à une mobilisation quasiment planétaire à leur encontre. Et pourtant… ne s'agit-il pas là de considérations triomphalistes et y a-t-il de quoi pavoiser ? Certes – et hélas non – car, de nos jours, le parcours du patient atteint de maladie rare reste encore ardu et complexe.

Pour cette raison, nous tenterons maintenant de proposer une sorte de guide pratique destiné à toute personne qui, un beau jour, est confrontée à une maladie rare, que ce soit elle-même ou un de ses proches, son enfant par exemple, qui en soit affecté. Les quelques considérations et conseils qui seront prodigués se basent sur des témoignages recueillis sur le terrain par nous-même, mais aussi, par ceux d'un acteur très actif de notre association en la personne de monsieur Jean-Marc Compère, père d'un jeune adulte atteint du syndrome de l'X fragile. Avant d'exposer les tenants et aboutissants de ce guide, deux remarques préliminaires s'imposent.

- D'une part, la modestie est de rigueur et cet essai ne constitue en rien une « Bible », car le volumineux dossier des maladies rares est encore en pleine évolution et se cherche. Il est susceptible de modifications inattendues et fondamentales qui rendraient caduques les quelques propositions qui vont suivre.
- De l'autre, il s'adresse essentiellement à la Belgique, francophone en particulier. Il est toutefois probable que toute personne confrontée à cette problématique y retrouvera des airs connus et étrangement similaires à ce qu'elle ressent et expérimente, de quelque horizon qu'elle soit.

1. GÉNÉRALITÉS, EN CE COMPRIS L'ENFANCE

1.1. Diagnostic

Tout d'abord, l'on n'insistera jamais assez pour dire et répéter que du diagnostic dépend l'enclenchement de l'ensemble du processus d'aide psychosociale. Dire que, sans diagnostic, il n'y a pas de salut serait cependant exagéré, car, comme nous l'avons vu, et malgré les prouesses technologiques actuelles, un grand nombre de ces maladies n'ont pas ou n'ont pas encore de diagnostic. Il faudra alors se baser sur les seuls symptômes du patient, qu'ils soient intellectuels, comportementaux, sensoriels, locomoteurs... et s'en contenter.

Au départ de ce processus, il y a donc un médecin qui intervient. Ce moment est important et incontournable pour le patient et ses proches même s'il ne se déroule pas toujours dans de bonnes conditions, l'annonce d'un tel diagnostic n'étant jamais facile à faire et encore moins à recevoir! L'idéal serait que cette première rencontre se fasse dans un cadre pluridisciplinaire qui soit, par exemple, celui d'un centre de référence. Mais cela ne suffit pas. En effet, ce n'est pas tout d'asséner un tel diagnostic; il faut également pouvoir en gérer toutes les conséquences et guider le patient en plein désarroi; c'est tout le rôle du coordinateur de soins tel qu'il est prévu par le Plan belge pour les maladies rares. En pratique cependant, ce rôle échoit souvent au médecin de famille que le patient connaît bien et en qui il a confiance.

Il arrive que cette première rencontre avec le médecin traitant se passe dans de bonnes conditions et qu'après avoir été l'initiateur du protocole, celui-ci en assure la suite, ce qui est évidemment très louable et correspond bien au rôle du médecin traitant. Cependant, et comme souligné précédemment, le médecin de première ligne n'est la plupart du temps que très peu familier des maladies rares au point que le diagnostic qui lui est soumis est souvent le premier « cas » qu'il rencontre dans sa carrière même si celle-ci est très dense. Il préférera alors, en toute clarté, avec le patient ou avec les parents s'il s'agit d'un enfant, confier la prise en charge à un confrère, à une équipe ou à un centre possédant l'expertise de la maladie dont il est question. Parfois, cela ne suffit pas et le référé deviendra à son tour référent dans certaines maladies d'une très grande rareté.

Le principal est que cette «passation» se fasse dans la clarté et la confiance afin de prévenir ces redoutables écueils que sont l'errance et le «shopping» médical qui peut prendre une tournure dramatique et laisser au bout du chemin le patient encore plus isolé qu'il n'était au départ et… désargenté, en outre.

1.2. Notification de maladie rare ou orpheline

Faire remplir par un médecin spécialiste le document dénommé «notification de maladie rare ou orpheline» extrait du Moniteur belge du 23.12.2013, destiné à la mutualité du patient (table.IV) et qui servira à faire descendre le plafond du maximum à facturer (MàF) de 450 à 350 euros.

1.3. Reconnaissance

En ce qui concerne le formulaire de demande de reconnaissance de handicap ou de maladie sévère, il convient de le remplir en ligne via le site SPF (Service Public Fédéral) – Sécurité Sociale-Direction Générale Personnes Handicapées et, idéalement, se faire aider, par exemple par le médecin traitant ou le pédiatre, pour remplir le formulaire.

Attendre ensuite la convocation du médecin inspecteur, ce qui prend environ deux mois, tandis que la notification de sa décision exigera, quant à elle, six semaines supplémentaires. L'expérience montre que cette «convocation» de même que les conclusions qui suivent sont souvent vécues avec beaucoup d'appréhension par les patients. «Je n'en dors plus depuis des semaines» est une phrase fréquemment entendue à cette occasion. Il faut cependant réaliser que le médecin-inspecteur est là pour établir un constat sur l'état de santé d'une personne qu'il ne connaît pas et, dans le cas des maladies rares, d'une maladie dont il n'a probablement jamais entendu parler, le tout en une vingtaine de minutes. Il doit se baser sur des éléments objectifs et, contrairement aux idées reçues, son rôle n'est certes pas d'éliminer le plus grand nombre possible de demandeurs « au profit des caisses de l'État » ou, lorsqu'il s'agit d'adultes, de remettre coûte que coûte les gens au travail. La position du demandeur est stressante et psychologiquement pénible tandis que celle du médecin-inspecteur est particulièrement difficile, car il doit à la fois préjuger ce que sera l'avenir du demandeur et estimer ce qui a été mis en place pour limiter la perte d'autonomie appelée « handicap » parfois de façon ambiguë.

Pour ces raisons, il est important de veiller à ce que le formulaire en ligne soit correctement rempli et que le dossier soit complet, que les documents en lien avec l'affection soient bien et clairement classés par ordre chronologique, comprenant rapports et certificats médicaux, bilans globaux ou spécifiques, etc. Il est aussi conseillé de prévoir une description assez brève (maximum 2 pages A4 recto verso) de la maladie ou du handicap. Il est également proposé d'insérer un avis circonstancié sur le pronostic du demandeur et sur ce que pourrait être l'« histoire naturelle » de sa maladie. Enfin, il est souhaitable d'ajouter une table des matières, claire et numérotée, en début de dossier afin d'éviter perte de temps et énervement sans tomber dans la surcharge inutile, génératrice elle aussi de perte de temps. Le patient ou ses proches doivent, pour ce faire, être aidés. Il ne leur est évidemment pas interdit de se faire accompagner par une tierce personne qui puisse servir d'intermédiaire et de facilitateur.

Lors de l'entrevue entre le médecin et le patient, il est conseillé au demandeur d'être soi-même, de répondre avec précision, de ne pas noircir la situation, mais de simplement décrire les choses telles qu'elles sont avec leurs côtés difficiles et problématiques, les efforts consentis. Il ne faut pas l'embellir non plus, en occultant, consciemment ou inconsciemment, par fierté et par respect humain, certains détails importants, le médecin ne pouvant se baser que sur ce qu'il lit, voit et entend !

En cas de refus ou de cote qui paraîtrait insuffisante aux yeux du demandeur, il lui est conseillé d'éviter si possible d'aller en appel de la décision, mais d'en lire attentivement les motifs et de demander officiellement une réévaluation en fonction d'éléments nouveaux, qui pourraient être mieux structurés et présentés. La procédure de l'appel est, quant à elle, plus ressentie comme une confrontation avec un gagnant et un perdant tandis qu'une révision va plus dans le sens d'une collaboration. Il convient enfin de signaler que ces procédures sont lourdes et portées devant un Tribunal du Travail avec ou sans avocat.

1.4. Demander de l'aide

Faire appel via le numéro vert à l'AViQ (Agence pour une Vie de Qualité) pour la Wallonie et PHARE s'il s'agit de la région de Bruxelles-Capitale en notant qu'un organisme similaire existe bien entendu en Flandre. Il est également possible de demander un rendez-vous au Bureau régional de cet organisme en fonction du domicile du patient. À noter aussi qu'en fonction de l'âge du patient, l'AViQ dispose des trois services suivants :

- un service d'aide précoce ou SAP pour les enfants de 0 à 8 ans, qui s'occupe de la mise en ordre administrative, de la déclaration de maladie rare à la mutuelle, de la planification des soins, de l'orientation vers les thérapeutes, de la recherche de l'admission dans une crèche, ou de l'orientation vers une école fondamentale… bref de tout ce qui contribue à ce que, petit à petit, la personne concernée puisse prendre sa place dans la société ;
- un service d'aide à l'intégration ou SAI pour le groupe 6-20 ans, s'occupant de l'actualisation du dossier initié dans le SAP, poursuite des tâches précitées en y ajoutant la recherche des écoles les plus adaptées avec une sensibilisation de celles-ci à favoriser l'intégration du patient avec tout le soutien humain et pédagogique nécessaire ;
- un service d'accompagnement ou SAC pour les patients à partir de 18 ans qui assurent et confortent les tâches initiées précédemment.

1.5. CPAS

Demander éventuellement conseil au CPAS de la commune du patient et, s'il existe, au service HANDIcontact de la commune en question.

1.6. Mutualité

Contacter le service social de la mutualité du patient qui, en principe, est à même de renseigner le patient sur tout ce qui concerne les maladies rares et la législation y afférente ; ce service dispose aussi d'une banque de données très utile. Pour rappel (cf. 2), il est important de transmettre au dit service social et au médecin-conseil le formulaire officiel (arrêté royal du 15 décembre 2013) stipulant que le patient est bien atteint d'une maladie rare.

1.7. Associations

Enfin, faire appel à l'une des nombreuses associations de patients au regard de telle ou telle maladie rare, dont les coordonnées peuvent aisément être retrouvées sur Internet ou Orphanet qui dispose dorénavant d'une antenne belge, sans oublier RaDiOrg ou Rare Diseases Belgium (info@radiorg.be), association « coupole » à vocation davantage nationale et l'ASBL « sœur » RDB ou Rare Disorders Belgium (administration@rd-b.be), qui est une alliance d'associations à vocation plus francophone. Ces deux organismes collaborent étroitement avec leurs spécificités et leur service d'aide en ligne *helpline* et *helpline* « + » dont il fut précédemment question.

Au cours de cette période intermédiaire, pendant laquelle les instances officielles habilitées se « cherchent » encore pour ce qui concerne l'aide intégrée à prodiguer aux innombrables personnes atteintes de maladies rares, l'on ne dira jamais assez l'importance capitale jouée par les associations, leurs coupoles et autres alliances en termes de solidarité, d'entraides, de conseils pratiques, de « filons », de lobbyings. Elles sont à ce jour irremplaçables !

2. ADOLESCENCE ET DÉBUT DE L'ÂGE ADULTE

La fin de l'adolescence et le début de l'âge adulte constituent des périodes charnières au cours desquelles l'adolescent et sa famille voient leurs droits et les compensations éventuelles y afférentes se modifier avec de nouvelles clauses administratives. Les problèmes liés à l'inclusion sociale et à l'intégration professionnelle se poseront aussi. En bref, il s'agit de préparer le terrain.

Des aides existent, comme celles de demander conseil auprès du FOREM (Office wallon de la formation professionnelle et de l'emploi) ou de l'ONEM (Office national de l'emploi), du service social de la mutualité, des associations de patients... mais, une fois de plus, l'AViQ et ses services d'aide à l'intégration et d'accompagnement peuvent s'avérer très utiles.

En effet, il y a non seulement lieu de s'assurer de la conformité du dossier administratif, dont le rappel tous les cinq ans auprès de la mutualité du patient de son statut de maladie rare, de s'assurer que les soins en général sont suivis, adaptés, et s'il y a lieu d'orienter vers les professionnels adéquats, mais aussi (et surtout!) de veiller à ce que l'avenir professionnel du patient ait bien été pris en compte en rappelant qu'après l'école (soit 21 ans), les allocations familiales majorées ne sont plus attribuées. La personne peut travailler et elle entrera dans le système du travail habituel. Si elle ne peut y accéder en raison de ses difficultés, il y aura alors lieu de se rendre à l'administration communale pour y réclamer le formulaire « Remplacement de revenus ». Ce document sera dûment complété et renvoyé au SPF. Il faudra attendre à nouveau environ six semaines pour être convoqué chez un médecin-inspecteur qui devra statuer sur le degré d'autonomie et qui, le cas échéant, accordera une allocation de « remplacement de revenus » et une autre d'« intégration », communément appelées la « pension de handicapé ».

L'adulte se trouvera face à un choix limité, mais qui lui permettra néanmoins de vivre une existence sociale et qui lui donnera des possibilités en termes d'inclusion ou d'intégration professionnelle. Les situations suivantes peuvent se présenter:

- s'il peut travailler en milieu ordinaire, ce sera bien entendu « comme tout le monde » ;
- s'il existe des difficultés mineures, il pourra s'inclure dans un cadre de travail rémunéré moyennant une sensibilisation de l'employeur, certaines adaptations techniques et l'octroi d'avantages financiers, par exemple fiscaux ;
- en présence de difficultés plus importantes et s'il lui est impossible de travailler en milieu ordinaire, il peut être inscrit dans le cadre d'une activité socioprofessionnelle avec un salaire minimum garanti ; c'est le cas d'une ETA ou Entreprise de Travail Adapté jadis appelée atelier protégé ;
- d'autres activités rémunératrices avec un contrat et un accompagnement, réduites cependant et adaptées à ses capacités, peuvent aussi être proposées par l'AViQ et/ou le PHARE ;
- les SAJA, ou services d'accueil de jour pour adulte appelés autrefois centres de jour, offrent des activités en ménageant des périodes de repos ; ces activités sont soit occupationnelles (artistiques, culinaires...) ou plus à caractère professionnel, mais sans obligation de rendement et sans salaire, celui-ci pouvant être perçu sous la forme de ce que l'on appelait jadis la pension de handicapé et qui se divise en une allocation d'intégration et une allocation de remplacement de revenus ;
- existe aussi la possibilité d'un hébergement dans un SRA ou Service Résidentiel pour Adulte avec logement, repas, accompagnement en ce compris médical s'il y a lieu, et activités de type SAJA ;
- des variantes existent également comme celle pour le patient de rester chez lui ou chez ses parents et de bénéficier d'un SAJA, en rappelant que les organismes précités restent bien entendu à sa disposition dans ce cas ;
- libre à lui aussi s'il le souhaite d'opter pour le bénévolat, par exemple dans d'autres institutions comme des maisons de repos, de convalescence... en insistant sur la nécessité de disposer d'un contrat de volontaire, bénévole ou non, en termes de prestation en cas d'accident, par exemple.

3. ÂGE ADULTE

Même si la majorité des patients atteints de maladie rare sont des enfants, il arrive très souvent qu'elle débute à un âge plus avancé. C'est par exemple le cas de nombre de maladies auto-immunes, de cancers rares, de maladies neurodégénératives rares, etc.

Parfois, l'on se rend compte, après coup, que des symptômes prémonitoires étaient présents depuis longtemps et que l'appréhension de « quelque chose » était là depuis un certain temps déjà.

Plus fréquemment, la maladie apparaît sans crier gare, de façon inattendue, tel un couperet : la vie avant et après son émergence. Il s'agit là d'un moment dramatique pour le patient non seulement du point de vue psychoaffectif, moral et physique, mais aussi professionnel et économique. Les mêmes soucis que ceux décrits précédemment surviennent : ceux de l'errance diagnostique, du doute, des douleurs, de la fatigue, du regard de l'autre, des jugements de valeur (le fameux : « c'est dans la tête »), de la révolte, du désespoir… C'est aussi une période de soucis financiers qui commence : remboursements d'emprunts, amortissements divers, voitures, loyers, études des enfants, etc. Traitements médicamenteux, déplacements multiples parfois à l'étranger. Cela peut aller jusqu'à devoir vendre sa maison. C'est enfin la période de tensions familiales « tous azimuts » dont la rupture. Que faire ?

Quoique d'une autre nature, la route est identique à celle décrite pour les patients plus jeunes à ceci près que la mutualité et parfois des assurances complémentaires assurent partiellement le relais des rentrées financières moyennant de nombreuses et pénibles démarches, des contrôles réguliers et leur côté harassant voire humiliant, avec cette pression et le spectre de l'obligation de devoir reprendre le travail.

Parfois aussi, le traitement médical devient financièrement inabordable, et ce, malgré toutes les aides auxquelles l'on peut recourir comme la liste E de l'INAMI dédiée aux pathologies lourdes et graves, le fonds spécial de solidarité de l'INAMI et des aides certes louables, mais bien insuffisantes, accordées par les différents organismes assureurs, sans parler des médicaments orphelins dont les prix restent très élevés voire inabordables.

Malgré toutes les solutions proposées et les efforts financiers considérables consentis par l'État pour ces maladies rares, quitte à mettre l'équilibre budgétaire de la Sécurité sociale en difficulté, rien ne sera suffisant dans certaines de ces pathologies, de sorte que la détresse de ces patients et de leurs proches devient difficilement supportable malgré un courage souvent extraordinaire et une capacité de résilience hors du commun. Cette détresse est décuplée dès lors que les douleurs chroniques s'en mêlent. À cet égard, un témoignage très lourd, mais, comme le dit ce patient âgé de 56 ans : il faut que l'on sache.

Ce patient est atteint depuis une dizaine d'années du syndrome d'Alcock résultant d'une compression-inflammation du ou des nerfs pudendaux. La douleur ne le quitte pratiquement jamais. Il a déjà consulté une douzaine de spécialistes et d'hôpitaux sans compter les kinésithérapeutes, acupuncteurs, psychiatres, psychologues, ostéopathes, guérisseurs, etc. Plusieurs interventions ont été tentées et de nombreuses infiltrations effectuées. « J'ai pris tous les médicaments qui existent sur le marché belge », explique-t-il, « antidouleurs, anti-inflammatoires, antidépresseurs, anxiolytiques pour terminer par des morphiniques en patch puis en comprimés. Avec certains de ces médicaments, je n'étais plus moi-même. Je ne savais plus où aller et m'asseoir était devenu un enfer au point que j'ai très sérieusement pensé au suicide. Un jour, j'ai même été sur le point de passer à l'acte. Sur Internet, j'ai découvert d'autres personnes atteintes et dialogué avec elles. J'ai fait la connaissance d'un patient de mon âge qui est devenu un ami, mais qui finalement a eu recours à l'euthanasie… »

Un autre témoignage, celui d'une patiente, mère de famille, confrontée soudainement à une maladie neurologique très sévère nécessitant un traitement médical ainsi que des soins infirmiers et diététiques particulièrement lourds et coûteux. La volonté, le courage de cette personne ainsi que sa détermination de s'en sortir et même de reprendre le travail coûte que coûte sont extraordinaires avec, toutefois, un écueil de dimension, celui des finances familiales qui ne suivent plus. Elle a eu recours à toutes les ressources et aides officielles existantes tout en étant la plus économe possible et en évitant toute forme de gaspillage. Les démarches administratives sont considérables et «chronophages». Son dossier est volumineux. Tout a été essayé en ce compris l'organisation par ses proches, connaissances et voisins de divers évènements afin de lui venir en aide. Au bout du compte, il lui reste encore 690 euros à trouver tous les mois pour garantir l'alimentation par jéjunostomie en notant que, si elle avait été française elle aurait très certainement obtenu une ALD exonérante, c'est-à-dire une prise en charge à 100 % des frais médicaux, en ce compris la prise en charge des transports vers les hôpitaux et consultations médicales.

4. UN TÉMOIGNAGE EMBLÉMATIQUE

Tout au long de cet essai, nous avons insisté sur l'aspect relativement récent de la problématique des maladies rares et sur l'effort considérable et assez unique qui a été fourni par la communauté internationale, sous la houlette d'EURORDIS principalement, afin d'en maîtriser l'impact très délétère pour la santé publique. Nous sommes en 2019 et pour reprendre Y. Le Cam: «Il faut reconnaître que l'essentiel des besoins ne sont pas satisfaits… Nous devons mettre en œuvre les stratégies avec plus de clarté, de fermeté et de détermination dans l'action pour déboucher sur des progrès tangibles.» C'est vrai que nous aurions besoin de preuves confirmant le bien-fondé des multiples actions entreprises pour lutter contre les maladies rares.

Le témoignage très récent (2019) qui suit confirme ces propos; il constitue un appel à surtout maintenir l'effort entrepris et à ne pas relâcher la pression. Il émane d'une patiente de 48 ans, mère de quatre enfants, infirmière de formation, licenciée en philosophie et ayant un DEC en éthique biomédicale, qui nous décrit, en connaissance de cause, ce que fut son parcours du combattant, elle qui cumule trois maladies rares différentes.

4.1. Errance non pas diagnostique, mais thérapeutique

En 2001, j'avais 31 ans, lorsque ma cystite interstitielle fut diagnostiquée. Si ce diagnostic fut rapidement posé, il en fut tout autrement du traitement adéquat. En effet, ne connaissant pas la cause de cette maladie rare, il est évidemment difficile de la soigner. Au début, seule une douleur modérée me posait problème ainsi qu'une fréquence plus importante des mictions durant la journée. Le paracétamol me suffisait, complété de temps à autre par la prise d'un anti-inflammatoire. Je dus ensuite être mise sous morphiniques, les douleurs devenant insupportables et m'empêchant de dormir la nuit.

À cette époque, je découvris grâce à Internet « l'Association française de la Cystite interstitielle », organisme officiel, subsidié. Je me rendis à l'une de leurs réunions à Paris et j'appris qu'un médicament, l'Elmiron®, était assez efficace pour ralentir l'évolution de la maladie tant au niveau des douleurs, mais également du maintien du volume de la vessie pour certains patients. Il était reconnu par la « Food and Drug Administration » (agence américaine des produits alimentaires et du médicament). Il s'avérait d'autant plus efficace qu'il était administré tôt dans le décours de la maladie. Cependant, le traitement était long avant de voir les premiers résultats, il fallait compter sur une dizaine de mois voire un an. En France, il était pris en charge par la Sécurité sociale. Je revins donc pleine d'espoir et j'en informai mon urologue. Cet espoir fut de courte durée, car ce médicament n'était pas remboursé en Belgique. Il revenait à plus de 500 euros par mois. Rien à attendre du côté de ma mutualité, ne fût-ce qu'une petite partie du remboursement, un peu comme si le système belge était hermétique à tout ce qui sort des normes. Et, par définition, une maladie orpheline ne peut jusqu'à présent être classée dans leurs catégories. Donc, débrouillez-vous et souffrez, mais en silence !

L'année dernière, un médecin de Rare Disorders Belgium fit de nombreuses démarches en vue du remboursement de ce médicament, mais en vain. De toute façon, il était trop tard pour moi, car ce médicament n'agit que s'il est administré précocement. Mais je pensais aux autres patients. Ce parcours fut pour moi un calvaire avec, chaque fois, un retour au point de départ.

Bien entendu, la maladie s'aggrava. Que de médicaments n'ai-je pas essayés et de médecins n'ai-je pas consultés… Un jour, l'un d'entre eux, avec un air excédé, tel était mon ressenti, sortit une boîte de médicaments de son tiroir en m'informant qu'il s'agissait d'une nouvelle molécule et que je n'avais qu'à l'essayer en me demandant de le tenir au courant… J'avais l'impression d'être un cobaye et me dis « maladie orpheline certes, mais surtout malade orphelin d'empathie, d'écoute et de compréhension ». Pour la petite histoire, j'essayai ce médicament qui fut inefficace comme les autres, mais je n'en dis rien à ce médecin.

En 2015, après une opération gynécologique, je développai des névralgies pudendales, autre maladie orpheline absolument épouvantable qui vous empêche de rester assise ou couchée plus de dix minutes pendant les crises. Seule possibilité… rester debout ! Ces douleurs paroxystiques cumulées à la cystite interstitielle m'ont plusieurs fois donné l'envie d'en finir. À nouveau, je cherchai des solutions, dont des contacts avec des associations françaises, et, finalement, je trouvai un traitement expérimental consistant en des injections « à vif » de glucose dans ces fameux nerfs pudendaux. Ce nouveau traitement n'était évidemment pas pris en charge par les mutualités. Cette période de ma vie fut la plus éprouvante qui soit. En son début, ce traitement fut une véritable torture et je me résumais à une boule de douleur. À plusieurs reprises, j'eus l'impression de briser la main de l'infirmière qui me soutenait dans cette épouvantable épreuve. Je revins épuisée de ces consultations avec, durant plusieurs jours, des douleurs qui me faisaient pleurer. Après quelques mois de traitement, je vis enfin des améliorations pour, finalement, après plus d'un an, être en mesure de l'arrêter. Même si la douleur revenait, je pouvais enfin dormir quelques heures dans mon lit et aller au cinéma sans me bourrer d'antidouleurs.

Finalement, pour traiter les douleurs récalcitrantes, ayant une formation paramédicale, je me liai à mon ressenti et j'adaptai un traitement médicamenteux assez original mais efficace, constitué de médicaments en vente libre non remboursés par la Sécurité sociale (paracétamol, Ibuprofen®, aspirine). J'y associai des conditions de vie très strictes : calme, alimentation adaptée, abstention d'alcool… et j'arrivai à une qualité de vie relativement supportable de cette manière.

J'étais reconnue comme patiente atteinte d'une maladie rare, et pourtant je ne bénéficiais d'aucun remboursement, alors que je dépensais plus de 3000 euros par an pour me soigner. En effet, les médicaments en vente libre ne sont pas comptabilisés en Belgique dans ce que l'on appelle le

« MAF » ou « maximum à facturer ». Le rétrécissement vésical causé par la cystite interstitielle m'oblige à aller aux toilettes toutes les 20 minutes sans que je sois incontinente pour autant, et m'oblige à porter des « pands » qui me sont indispensables pour continuer à travailler et à avoir une vie sociale, or ils ne sont pas remboursés non plus, ce qui ne serait pas le cas si j'étais incontinente. Les médecins ne pouvant rien faire pour moi, je ne surconsommais certes pas en visites médicales pas plus qu'en médicaments remboursables ni donc en « pands », de sorte que je n'atteignis jamais la somme nécessaire pour rentrer dans le cadre du MAF et être soulagée financièrement. Il faut être riche quand on est atteint d'une maladie rare et apprendre à se prendre en charge sans attendre que les autres le fassent à votre place.

À la suite d'un énième problème de santé, à savoir une anémie tenace associée à un « colon irritable », mon généraliste me proposa de suivre un régime sans gluten. J'en ressentis assez rapidement les bénéfices sur les douleurs. Après un certain temps, je pus progressivement diminuer les antidouleurs, somnifères et autres anti-inflammatoires. Si ma santé se stabilisait, le volet financier devenait en revanche lourd et problématique. Les choses allaient cependant changer…

Début 2018, ma vue baissa considérablement. Sachant de par mon histoire familiale que j'étais atteinte d'une maladie héréditaire de la vision, en l'occurrence une « dystrophie maculaire vitelliforme de Best » (Orphanet n° 1243), je consultai un ophtalmologue et le couperet tomba. J'étais bien atteinte de cette maladie et la vision rapprochée surtout posait déjà problème. Je l'avais héritée de mon père avec juste vingt ans d'avance sur lui. Le moral en berne, je me rendis dans un centre de rééducation visuelle n'attendant à vrai dire plus grand-chose du monde médical après mes années « de galère ». Mais surprise ! Je suis enfin entendue, écoutée et prise en charge par du personnel compétent. Une ophtalmologue passe plus d'une heure avec moi pour ajuster mes paires de lunettes, une assistante sociale m'aide à compléter mon dossier pour le SPF Santé et à l'AViQ, une orthoptiste me conseille l'appareillage électronique apte à m'aider dans ma vie professionnelle. Enfin, une thérapeute me propose d'apprendre la dactylographie pour me faciliter les prises de notes ainsi que pour adapter mon environnement à mon handicap. Je n'en reviens pas ! Ma troisième maladie rare m'a ouvert toutes les portes simplement parce qu'elle est visible (malgré qu'il s'agisse d'une maladie de la vision…), parce qu'elle est classique, connue et reconnue.

Je dois donc devenir malvoyante pour enfin bénéficier des avantages remarquables, il faut le souligner, de notre Sécurité sociale alors qu'ayant souffert le martyre pendant plus de 17 ans à cause de maladies non connues et non visibles, je n'existais pas. Aujourd'hui, je suis remboursée de mes appareils (téléloupes, etc.), à 90 %, mes pands sont pris en charge, je suis enfin soutenue et je dois me rendre sous peu au SPF Santé pour une évaluation de mon nouvel handicap. Le regard des soignants a changé tout comme celui des employés de la mutualité et des services publics. La discrimination entre maladies et malades existe réellement. Non seulement entre les maladies courantes et les rares, mais aussi entre les visibles et les invisibles ! Cela doit cesser, car in fine, *ce sont toujours des femmes et des hommes qui souffrent, peu importe le mal qui les ronge.*

4.2. Le travail, bouée de secours

J'ai toujours aimé mon travail. Je suis professeur dans l'enseignement supérieur. J'enseigne à des centaines d'étudiants et j'ai de très nombreux collègues. Quand la maladie est apparue, je travaillais à temps partiel par choix personnel, car mes enfants étaient petits. J'ai souhaité garder le même rythme même si je devais m'adapter et augmenter mes antalgiques lorsque les journées étaient lourdes. Lors de mon divorce, j'ai essayé d'augmenter ma charge de travail pour subvenir aux besoins de la famille. Hélas, mon corps n'a pas été de cet avis et j'ai dû m'arrêter plusieurs mois pour épuisement. Il me fut alors proposé un mi-temps « médical », mais ce type d'aménagement n'est valable que pour six mois et ne recouvre que la moitié de l'horaire presté avant la maladie. Financièrement, ce n'était pas viable.

En bref, pas assez handicapée pour avoir une allocation et pas assez en bonne santé pour travailler à temps plein. La maladie orpheline non reconnue, ma pension sera calculée en fonction du temps partiel que je n'aurai nullement choisi, mais, au contraire, totalement subi ! Finalement j'ai continué à ce rythme même si, à plusieurs reprises, les médecins m'enjoignaient de m'arrêter.

Mais mon métier ne représente pas seulement une ressource financière. Il est une nécessité vitale pour donner du sens à ma vie. Il m'oblige à me lever le matin, il rythme mon agenda, il me permet de rencontrer de nouvelles personnes. Il me donne une identité sociale et me force à stimuler mes neurones, à me remettre en question. Il m'a obligée de sortir de la sphère « maladie » pour rester en contact avec celle de la vie normale. Je ne désirais pas que la pathologie colonise mon esprit comme elle avait colonisé mon corps. Je ne voulais pas penser maladie, manger maladie, respirer maladie, vivre maladie… Mon emploi me permet d'oublier mes tracas quotidiens de santé. Il me replace dans un contexte où je n'existe que comme professionnelle, enseignante, collègue, etc. De plus, le travail aujourd'hui change constamment, il me place face à de nouveaux défis qu'il faut relever. Il lutte contre la sclérose, il m'invite à me réinventer sans cesse, chaque jour un petit peu plus et mieux. Il stimule ma curiosité, booste mon énergie et il m'oblige à réfléchir autrement. Grâce à lui, j'évite la pente de la dépression, je maintiens une certaine confiance en moi ainsi qu'une certaine estime de soi, ce qui constitue des ressources essentielles pour pouvoir continuer de se battre, encore et encore, contre la maladie.

Par rapport à d'autres, je me rends bien compte que j'ai beaucoup de chance, car je peux continuer de professer malgré mes soucis de santé. Je me suis adaptée. De plus, à l'annonce supplémentaire et récente de mes problèmes de vision, j'ai reçu un soutien franc et sincère de mes directions, ce qui m'a confortée dans ma décision de persévérer dans cette carrière qui m'épanouit. Je me suis même proposée d'aider des étudiants confrontés à des besoins spécifiques, par exemple d'audition, de vision, de dyslexie, car qui mieux qu'une professeure elle-même souffrant de handicaps est à même de comprendre leurs difficultés ? J'ai la conviction d'avoir encore à l'avenir de nombreux projets et défis à relever pour moi comme pour les étudiants. Ces jeunes gens que je côtoie depuis tant d'années sont une source d'inspiration quotidienne. Ils m'apprennent à grandir et à évoluer ; ils allègent mon esprit et mon cœur. Je leur en sais gré. »

Ce témoignage bouleversant ne date pas d'hier, de ces temps où l'on ne se souciait encore que très peu des maladies rares. Il est actuel ; il est d'aujourd'hui… Il constitue un « condensé » exemplaire de la problématique complexe des maladies rares. S'il est vrai que la fameuse errance diagnostique manque au tableau, il est plutôt ici question d'errance thérapeutique.

Toutes les caractéristiques psychomédicosociales décrites dans les maladies rares se retrouvent dans ce témoignage : l'isolement, la solitude, la lutte quotidienne pour en sortir, la chronicité, l'aggravation des symptômes due au caractère évolutif de la maladie, la souffrance, la douleur chronique avec ses exacerbations inattendues au point que, parfois, l'idée d'en finir vient à l'esprit. Mais aussi : l'impressionnante multiplicité des intervenants médicaux, paramédicaux, psychosociaux, administratifs… leur ennui, leurs désistements, leur méconnaissance voire leur ignorance engendrant leur irritation et leur arrogance au regard des situations exposées, etc., et enfin, la recherche infructueuse du médicament orphelin qui, pourtant, existe, mais… en France. À cela, il convient aussi d'ajouter la lourdeur des démarches administratives souvent vaines et sans réponse et, « cerise sur le gâteau », les difficultés financières pouvant mener à la marginalisation de certains patients atteints de maladie rare.

À l'opposé, tout ne va pas si mal que cela et ce témoignage insiste à raison sur le contraste saisissant que cette patiente signale dès lors qu'il s'est avéré que la troisième maladie rare dont elle est atteinte est classique, codée, bien connue des médecins, bref une maladie rare pourvue de visibilité aux yeux de la communauté médicale. Dès ce moment, la prise en charge est remarquable.

Enfin, l'on ne manquera pas d'être frappé par l'incroyable résilience qui sous-tend le témoignage de cette patiente, cette capacité de rebondir grâce à cette force interne qui vient d'on ne sait où et ce courage inextinguible comparable à une opération de survie.

5. EN QUELQUES LIGNES

Dès lors que le diagnostic de maladie rare est posé et confirmé, que doivent faire les patients ou les parents s'il s'agit d'enfants ? Quels sont les moyens que l'État et la société mettent à leur disposition pour s'en sortir ou pour ne fût-ce que tenir ?

Les aides et moyens varient de pays à pays ; chacun s'efforce de s'adapter aux recommandations européennes tout en tenant compte des structures déjà existantes et des nouvelles réalités comme celle, notamment, de l'émergence des médicaments orphelins et de leurs coûts encore exorbitants.

Quels sont, dans ces conditions très mouvantes, les conseils et les lignes de conduite que l'on peut donner à ces patients et à leurs familles ? Il est ici essentiellement question de la Belgique mais il est vraisemblable que les lecteurs d'autres pays et d'autres régions y retrouveront comme « un air connu »...

Ces conseils sont donnés en fonction de l'âge des patients : enfance, adolescence et âge adulte. Ils sont basés sur leur vécu au travers de leurs témoignages confirmant qu'en 2019, leur parcours reste encore trop souvent celui du combattant, ceci étant particulièrement vrai en présence de maladies très rares et de cas sans diagnostic.

7

Conclusions

1. QUELQUES RÉFLEXIONS

1.1. Un fardeau

Comme annoncé, l'émergence des maladies rares en médecine et en santé publique est tout sauf anecdotique. Elles sont tout d'abord quantitativement importantes et constituent un fameux fardeau. Même s'il est permis de temporiser quelque peu les données classiquement citées, elles concerneraient pas moins de 5 à 7 % de la population générale… : 300 millions de Terriens, 30 millions d'Européens, 3 millions de Français et entre 500 000 et 700 000 Belges…

1.2. Un nouveau paradigme

En outre, elles introduisent un nouveau paradigme et une autre façon de concevoir la médecine avec ces notions nouvelles que sont le partenariat soignants – soignés, les « patients-experts », les associations de patients avec leurs lobbyings, leur participation active et financière à la recherche, sans compter l'aide et le soutien inestimable qu'elles apportent à leurs affiliés par la connaissance unique qu'elles ont de leurs maladies, et de leurs « histoires naturelles », de même que par les irremplaçables « trucs et ficelles » que seuls les patients connaissent et peuvent s'échanger. En un mot, et comme souvent rappelé, il s'agit de tout l'apport du *patient empowerment* en santé publique. Outre ce qu'elles apportent aux médecins en termes de connaissances médicales (sic), ces associations entendent aussi avoir leur mot à dire dans la recherche en général et dans celle de médicaments innovants en particulier, quitte à les subsidier. De façon métaphorique, elles pourraient avoir servi de détonateur à l'émergence d'une nouvelle médecine, une voie pour la santé de demain, peut-être à la manière dont le sont aujourd'hui les gilets jaunes sur le plan sociétal.

1.3. Les soignants

Dans ces conditions, il est utile de revenir aux soignants qui souvent ne sont guère épargnés par le soigné, à tort ou à raison. À leur décharge, il faut rappeler qu'il y a trois décennies à peine, l'on ne parlait que très peu des maladies rares, sinon de façon anecdotique dans certains de leurs cours en faculté. Il n'y a pas longtemps, les seuls outils de travail des soignants étaient constitués de leurs stylos, de leurs fiches-patients cartonnées, quand elles existaient, de leurs stéthoscopes et de leur dialogue et « colloque » singulier avec le patient, avec bien entendu l'examen clinique. Le téléphone fixe était une de leurs seules ouvertures vers le monde, le fax de même que la photocopieuse constituaient des objets rares et magiques. La formation continue était entre autres entretenue par des échanges de tirés à part reçus par la poste, des quatre coins du monde. Quand il s'agissait de collègues australiens, cet échange se faisait attendre.

Le contraste avec la situation actuelle est saisissant; un autre monde: celui de la télémédecine, celui de la médecine personnalisée, celui, grâce à Internet, de la connaissance totale à portée de mains, en ce compris de celles des patients eux-mêmes dans le domaine des maladies rares, l'apparition de bases de données destinées aux professionnels, mais aussi aux patients avec, il faut le dire, l'avantage de la transparence, mais aussi le risque – qui est grand – d'interprétations erronées de la part de ces derniers avec les dérives redoutables qui peuvent en découler.

De plus, dans le domaine des maladies rares, les soignants interpellés par un patient touché par une pathologie de cette nature, souvent mystérieuse, ne seront souvent que les énièmes de la liste des consultés, la plupart du temps sans dossier préalable, dans un contexte de pression, d'exigence, d'immédiateté assez usante, mais dans l'air du temps.

En bref, les soignants ont de nombreuses circonstances atténuantes et même si les griefs des soignés à leur encontre sont souvent justifiés, ils donnent l'impression d'avoir bon dos et d'être les boucs émissaires du système. On parle beaucoup de la souffrance des soignés, mais aussi, et de plus en plus, de celle des soignants. Il va sans dire qu'avec le partenariat soignant-soigné, tel qu'il est de plus en plus préconisé dans le domaine des maladies rares, la société va dans le bon sens. Et ce n'est qu'un début…

1.4. Le futur à court terme

Face à l'ampleur du phénomène favorisé en cela par la recherche notamment génétique, la société s'organise donc, tant bien que mal, sous la houlette des patients eux-mêmes, par le truchement d'EURORDIS principalement, qui a contribué à la promulgation de plans nationaux contre les maladies rares. La route s'annonce longue et assez imprévisible. Elle est en effet variable d'un pays à l'autre au gré des sensibilités, des structures déjà existantes et bien entendu des contingences budgétaires. Des difficultés et des imperfections subsistent, étayées par les nombreux témoignages recueillis dans le présent travail. Sont-elles pour autant insurmontables ?

Une difficulté majeure que nous percevons est, l'on s'en serait douté, d'ordre financier, notamment pour ce qui concerne le coût de la recherche et de la commercialisation des médicaments orphelins qui sont à la fois source d'espoirs, impensables il y a quelque temps à peine, mais qui risquent, par ailleurs, de grever sérieusement les finances de la Sécurité sociale, déjà en équilibre précaire, et de favoriser une forme de médecine à deux vitesses.

Une autre difficulté majeure que nous percevons est d'ordre bioéthique. Est-il raisonnable de pousser au-delà de certaines limites les recherches approfondies de mutations géniques au sein de la population générale au motif qu'elles permettront *in fine* de prévenir la naissance d'enfants polyhandicapés atteints de maladies rares ? Il est permis de douter de l'efficacité de ces « screenings » et de redouter une forme de mercantilisme qui les soutiendrait, favorisé en cela par le mythe bien tenace et bien ancré de l'enfant parfait.

2. QUELQUES RECOMMANDATIONS

Nous reviendrons maintenant de façon plus pratique à la situation telle qu'elle se présente aujourd'hui, en Belgique plus particulièrement, pour émettre, au vu de notre expérience portant sur ces cinq dernières années, quelques recommandations et suggestions en notant qu'elles pourraient peut-être être extrapolées, du moins en partie, à d'autres pays, tant la communauté des maladies rares constitue une « grande famille ». À dessein, ces recommandations n'ont pas d'ordre hiérarchique en ce sens qu'elles sont toutes d'importance égale.

2.1. Données épidémiologiques

Il est bien évident que l'on a un grand besoin de données épidémiologiques valables sur les maladies rares en vue de mener une politique cohérente à leur encontre. Il est tout aussi évident que l'approche épidémiologique de 8000 maladies différentes est une tâche ardue, d'autant plus que « la charge de ces maladies est invisible dans le système actuel des soins de santé, en raison d'une classification erronée et de l'absence de codification et d'enregistrements adéquats ». Les données informatisées en provenance des hôpitaux, mais aussi des centres de génétique humaine aidés en cela par la nouvelle classification OMS ICD 11, elles-mêmes basées sur la liste publiée et tenue à jour par Orphanet, vont certes dans le bon sens, mais l'ensemble du processus souffre d'une certaine lenteur préjudiciable aux patients.

2.2. Des instances unies

En Belgique, de nombreuses instances se préoccupent des maladies rares au point qu'elles pourraient paraître parfois pléthoriques voire, par moments, concurrentielles avec le risque de favoriser peut-être et involontairement les méfaits tant décriés de l'errance diagnostique, les patients ne sachant pas toujours à quel saint se vouer. C'est pourquoi, et comme souligné à plusieurs reprises dans le présent essai, il convient à toutes les instances qui, de près ou de loin, sont concernées par les maladies rares d'unir leurs efforts, d'éviter les redondances et autres doublons, de standardiser leurs stratégies, de faire fi de leurs ego, d'abhorrer toutes formes de concurrence, le tout au service et pour le patient qui a déjà tellement donné.

2.3. Initiation des futurs médecins

Alors qu'il joue un rôle majeur et incontournable dans le processus d'insertion du patient atteint de maladie rare au sein de la société, un reproche souvent émis à l'encontre du corps médical est une certaine impréparation par rapport à la situation de ces patients. Comme déjà souligné, le caractère souvent lourd et désespérant des maladies rares fait qu'un processus de catharsis risque à la longue de s'installer chez eux avec ce rôle de bouc émissaire que le corps médical doit parfois (mais pas toujours…) endosser. Il n'empêche que la critique d'impréparation peut être justifiée. Pour la pallier, il conviendrait peut-être que les facultés de médecine du pays prévoient une initiation globale des futurs médecins aux maladies rares en concentrant leur enseignement sous la forme d'un cours unique, serait-il « à option » plutôt que de l'éparpiller dans les cours des différentes spécialités prodigués aux étudiants de doctorats.

2.4. Feuille de route et organigramme

Dans ce contexte, il serait peut-être utile de proposer aux soignés et aux soignants une feuille de route ainsi qu'un organigramme aussi clair et simple que possible sur les maladies rares. Ces dernières n'épargnant pas les frontières, seraient-elles linguistiques, il serait préférable, pour ce faire, d'utiliser les trois langues nationales. Ce travail serait en grande partie basé sur le remarquable travail effectué sous l'égide de la fondation Roi Baudouin en 2009 et revu en 2014.

2.5. Services d'aide et d'écoute

Compte tenu de la grande complexité qu'éprouvent les patients à s'y retrouver dans cette « bouteille à encre » (témoignage récent...), il conviendrait de mettre sur pied un service *helpline* d'aide, d'écoute et de conseil de première ligne qui leur serait destiné, que ce soit par Internet ou sous la forme d'un appel téléphonique gratuit. Ce service ne devrait pas être éparpillé, mais centralisé et idéalement destiné à l'ensemble du pays ! Ce concept rejoint bien entendu celui de « Maladies Rares Info Services » mis sur pied à Paris pour l'ensemble de la France en ce compris les territoires d'outre-mer. Pourquoi ce qui fonctionne, et remarquablement bien, pour 67 millions de Français ne marcherait-il pas pour 11 millions de Belges ?

2.6. Centres d'expertise

Il est clair que nous aurions besoin, en Belgique, d'un plus grand nombre de centres d'expertise. Afin de pallier ce déficit, dû en partie à l'exiguïté du territoire et du nombre d'habitants, le Plan belge a fait preuve d'une adaptation et d'une créativité remarquables ! C'est ainsi que les centres de référence préexistants et conventionnés sont devenus des centres d'expertise. Par ailleurs ont été créées les notions de « fonctions maladies rares » et de réseaux. Malgré cela, les besoins ne seront pas couverts de sorte qu'il s'avère indispensable de s'inscrire plus que jamais dans un cadre de coopération internationale par le biais notamment des ERN (*European References Networks*).

2.7. Coordinateurs de soins

La fonction de coordinateur de soins figurant dans le Plan belge est essentielle. Ce n'est en effet pas tout de poser (enfin) le bon diagnostic, encore faut-il en assurer le suivi, en évaluer l'impact émotionnel sur le patient, le guider dans ses démarches ultérieures afin qu'il prenne connaissance de ses droits, assurer la coordination entre les différents intervenants, etc. Chacun s'accorde à souligner l'importance de cette tâche, mais, au fait, existent-ils réellement, ces coordinateurs ? Qui sont-ils ?

2.8. Mutualités

L'on ne soulignera jamais assez le rôle des mutualités dans le processus de « survie » des patients, avec leurs médecins-conseils et leurs services sociaux. Leurs missions sont capitales. Une plainte, parmi les plus fréquentes émises par les patients, semble être, ici aussi, l'impréparation et la méconnaissance de ces organismes au regard de la législation sur les maladies rares et sur la nature exacte de ces dernières. Il ne s'agit pas ici de jeter la pierre sur qui que ce soit, tant l'intrusion des maladies rares en santé publique est récente et complexe. Il convient cependant d'apprendre à les appréhender et surtout d'accueillir ces patients avec patience et compréhension tant leurs parcours auront été douloureux et parfois chaotiques. Ils ont besoin de réconfort, d'éclairage, de notions claires. Souvent, disent ces patients perdus : « Au stress de notre maladie s'ajoute celui de devoir « comparaître » et parfois d'être éconduits au motif que tout cela est soi-disant dans la tête. »

2.9. Organismes officiels

Ces remarques vaudraient aussi pour les autres organismes officiels concernés. Et même si ceux-ci déploient souvent des efforts considérables d'imagination, d'adaptation et mettent des moyens financiers substantiels à la disposition des demandeurs dans un esprit d'équité alors que leur charge de travail est très importante et que le personnel disponible est réduit, il convient, malgré toutes ces circonstances atténuantes, que ces organismes réalisent que les demandeurs constituent une population fragilisée et épuisée par des années de galère.

2.10. Associations

Le rôle des associations de patients n'est bien entendu plus à souligner; il est essentiel et nous en rappellerons brièvement les missions à l'aide de ces quelques mots clés : accueil, réconfort, solidarité, conseils, orientation, partage de savoir et d'expérience, « patients-experts », aidants proches, soutien et aide à la recherche, lobbying, raffermissement des liens entre soignants et soignés dans la perspective d'une nouvelle forme de médecine.

Notes

1. Wamelink, M.C., *et al.* (2010). The difference between rare and exceptionally rare: molecular characterization of ribose-5-phosphate isomerase deficiency. *Journal of Molecular Medicine*, 88, 9, 931-939.

2. Orphanet. Database of information on rare diseases and orphan drugs for all publics. www.orpha.net

3. Gould, G.M. & Pyle, W.L. (1956). *Anomalies and Curiosities of Medicine* (1896). New York: Bell Publishing Company.

4. Lenz, W. (1966). Malformations caused by drugs in pregnancy. *American Journal of Diseases in Childhood*, 112:99.

5. Barry, J:M. (2005). *The Great Influenza: the Story of the Deadliest Pandemy in History*. London: Penguin Books.

6. Https://rarediseases.sciensano.be/

7. Fonds Maladies rares et Médicaments orphelins (géré par la fondation Roi Baudouin) (2010). Recommandations et mesures en vue du Plan belge pour les maladies rares. Un Programme d'actions politiques intégrées et globales portant sur les aspects de santé et sociaux pour les patients souffrant de maladies rares Phase 1. Bruxelles.

8. Plan Belge pour les maladies rares (2013). Bruxelles.

9. https://eu-rd-platform.jrc.ec.europa.eu/eurocat/eurocat-network

10. Jansen, T. *et al.* (2001). Acne inversa (alias hidradenitis suppurativa). *J Europ Acad Derm Venereol*. 15:532-540.

11. Cosmatos, I. *et al.* (2013). Analysis of patient claims to determine the prevalence of hidradenitis suppurativa in the United States. *J Am Acad Dermatol*. 69 (5) 819.

12. Mazzucato, M. *et al.* (2014). A population-based registry as a source of health indicators for rare diseases registry. *Orphanet Journal of Rare Diseases*, 9:37, 1-12.

13. Matthijs, G. & Vermeesch, J. (2014). *Mes gènes, mon identité?* Bruxelles: Éditions Mardaga.

14. Slavkin, H.C. (1993). Rieger Syndrome revisited: experimental approaches using pharmacologic and antisense strategies to abrogate EGF and TGF-O functions resulting in dysmorphogenesis during embryonic mouse craniofacial morphogenesis. *American Journal of Medical Genetics*, 47: 689-697.

15. Maladies Rares Info Services. (2018). Rapport d'activités 2017. Paris.

16. Wallerstein, N. (2009). What is the evidence on effectiveness of empowerment to improve health? http://www.euro.who.int/__data/assets/pdf_file/0010/74656/E88086.pdf.

17. Roche, G. (2015). Quelles sont les responsabilités de la société vis-à-vis des personnes atteintes de maladies rares? *Médecine/Sciences. 32, table ronde* 6, 48-54.

18. EURORDIS: la voix des patients atteints de maladies rares en Europe. https://www.eurordis.org/fr

19. Communication de la commission au Parlement européen, au Conseil, au Comité économique et social et au Comité des Régions. Les maladies rares: un défi pour l'Europe. Le 11 novembre 2008.

20. Recommandation du Conseil relative à une action dans le domaine des maladies rares. Communiqué de presse. Le 8 juin 2009.

21. Gillerot, Y. (1994). *Prévention des troubles majeurs du développement.* Thèse d'agrégation. Université Catholique de Louvain.

22. Opitz, J.M. (1986). *The developmental field concept.* In: Opitz, J.M. (ed.). New York: Alan R., Liss inc.

23. Pronk, J.C. *et al.* (1985). *Medische Genetica.* 2de druk, p.247. Utrecht.

24. AnDDI-Rares. http://www.anddi-rares.org.

25. @info@SWANeurope.eu

26. Gillerot, Y. & Mols, M. (2004). *Quinze années de surveillance des malformations congénitales dans le Hainaut et dans la province de Namur: enseignements et recommandations.* Namur.

27. Aymé, S. (2000). *Les injustices de la naissance*. Hachette Littératures.

28. EURORDIS. National help lines for rare diseases. Policy fact sheet. http://www.eurordis.org.

29. Rare Disorders Belgium-RDB. www.rd-b.be

30. Rare Diseases Belgium. RaDIOrg. www.radiorg.be

31. Bounif, A. (2018). Équilibre instable. *Celle qui m'a pris mon enfant*. Poème. Les Éditions du Net.

32. Poirot-Mazères, I. & Gimenès, P. (2015). *Les maladies rares, une voie pour la santé de demain ?* Toulouse : LEH Édition.

33. Tauber, M. (2015). Points de vue des professionnels de santé maladies rares : quel rôle aujourd'hui pour les personnes atteintes de maladies rares et leurs associations ? in : *Les maladies rares, une voie pour la santé de demain*. 97-101. Toulouse : LEH Édition.

34. Huyard, C. (2012). *Rare. Sur la cause politique des maladies peu fréquentes*. Paris, EHESS, coll. « En temps et lieux ».

35. Alliance non gouvernementale d'associations de malades, représentant 738 associations de patients atteints de maladies rares dans 65 pays, couvrant plus de 4000 maladies (voir notamment : www.eurordis.org/fr)

36. Voir notamment le programme de la conférence sur : www.eurordis.org/publication/2nd-multi-stakeholder-symposium-improving-patient-access-rare-disease-therapies

37. La « prise en charge de sa maladie par le patient » est décrite, notamment, dans la charte disponible en ligne sur : www.eu-patient.eu/globalassets/campaign-patient-empowerment/charter/epf_charter_pe_2016.pdf

38. Rare Disorders Belgium, ASBL de support aux maladies rares en Belgique francophone (cf. www.rd-b.be)

39. Les réunions régionales de 2018 sont planifiées au 15-10 et au 30-11, respectivement à Bruxelles et Spa.

40. Dr Valérie Foussier, *Bien vivre sans surrénales*, Paris, Éditions J. Lyon, 2012, p. 11.

41. Plus de détails sur cette allusion, en vue de vous partager ce clin d'œil, sur : http://www.allocine.fr/video/player_gen_cmedia=1940

5598&cfilm=3531.html et, pour le synopsis, y compris un extrait de la B. O., voir: https://fr.wikipedia.org/wiki/Bagdad_Caf%C3%A9

42. En France, l'association « SURRÉNALES » est une organisation qui existe depuis de nombreuses années; elle publie notamment sur son site un document particulièrement bien écrit et abondamment illustré par des témoignages de malades, traduit d'ailleurs de l'anglais par ses propres soins: http://www.surrenales.com/
43. Il est utile de mentionner ici que le « Addison Self-Aid Group » a mis en ligne de précieux documents à l'usage notamment des médecins généralistes, mais aussi des anesthésistes amenés à traiter des patients souffrant de la maladie d'Addison (voir le site très documenté sur: http://www.addisons.org.uk/index.php/index.html)
44. Cette expression, très judicieuse, est due à l'association « Alliance Maladies Rares » qui concentre, en France, à l'échelle nationale, tous les appels de patients, toutes maladies rares confondues (pour plus de détails, consulter leur site: http://www.alliance-maladies-rares.org/). Un exemple à suivre pour la Belgique, car le support y est, comme trop souvent, morcelé entre de multiples acteurs, avec pour conséquence non seulement de nombreuses redondances, mais aussi un lamentable galvaudage de talents, associé à un gaspillage de bonnes volontés pourtant précieuses. Disons, pour rester optimiste, qu'« il y a place pour des améliorations substantielles! »
45. Levy, N. (2011). La progéria, une autre approche du vieillissement. *Science & Santé*, 2: 27-29.
46. Beretta, L. et Groleau, A. (1998). La rapamycine: identification d'une nouvelle voie de signalisation des facteurs de croissance, réglant le début de la traduction. *Médecine/Sciences*. 14: 600-2.
47. Robert, E. & Guibaud, P. (1982). Maternal valproic acid and congenital neural tube defects. *Lancet* 23; 2 (8304); 937.
48. Garcia-Bournissen, F. *et al.* (2008). Fetal exposure to isotretinoin, an international problem. *Reprod. Toxicol.* 25 (1): 124-128.
49. Lipson, A.H., Gillerot, Y. *et al.* (1996). Two cases of maternal antenatal splenic rupture and hypotension associated with Moebius syndrome. *European Journal of Pediatrics*; 155 (9): 800-804.

50. Van Maldergem, L., Gillerot, Y. *et al.* (1996). Syndrome of lipoatrophic diabetes, vitamine D resistant rickets and persistent Müllerian ducts in a boy born to consanguineous parents. *American Journal of Medical Genetics.* 23; 64 (3): 506-513.

51. Gillerot, Y., Koulischer, L., Hustin, J. (1982). Autopsie néonatale et conseil génétique. J. Génét. Hum. 30,2: 135-150.

52. Smithells, R.W. *et al.* (1980). Possible prevention of neural tube defects by periconceptional vitamine supplementation. *Lancet* I: 339-340.

Remerciements

Je dédie cet essai aux personnes atteintes de maladies rares ainsi qu'à leurs familles. Je pense particulièrement au *primus inter pares* que fut Stephen Hawking, cet immense savant atteint de sclérose latérale amyotrophique (SLA), condamné à l'âge de 20 ans de « n'en avoir plus que pour quelques mois », décédé en 2018, à l'âge de 76 ans, et inhumé entre Darwin et Newton après avoir dominé la situation jusqu'au bout avec un incroyable courage mais aussi une humanité, une modestie et un humour hors du commun.

Je remercie vivement celles et ceux qui m'ont aidé à mieux appréhender le monde complexe des maladies rares. À cet égard, je pense à mes collègues de Rare Disorders Belgium, notamment Simone Wattiaux et Guy Loute ainsi qu'à Ingrid Jageneau, past-president de RaDiOrg.

Je remercie aussi de tout cœur celles et ceux qui ont directement contribué à l'écriture de cet essai, que ce soit par leur expertise ou par leurs témoignages de vie. Je citerai ici : Yvan Lattenist, Ségolène Aymé, Jean-Marc Compère, Liliane Cornélis, Robert Verbena, Véronique Van Assche, Adel Bounif, Pascal Dehoux, Inès Demaret, Fanny Duyssens, Christelle Lalmand, Sandra Demal, Christian Kayonga, Jean-Paul Trigaux, Marc Dooms, Céline Zimmerer, Jacqueline Waegeman, Marie-Charlotte Jeanfils, Lijana Radenkovic, l'équipe Maladies Rares Info Services (Paris) et bien d'autres encore…

Enfin, j'exprime toute ma reconnaissance aux éditions Mardaga pour leur confiance et leur soutien. Je pense plus particulièrement à Astrid Simonis, Géraldine Henry, Stéphanie Dagrain, ainsi qu'à Frédéric Thys.

Yves Gillerot

Table des matières